eduardo flores juarez

Polimorfismo Trp64Arg en gen receptor β3adrenérgico de Diabetes tipo 2

eduardo flores juarez

Polimorfismo Trp64Arg en gen receptor β3adrenérgico de Diabetes tipo 2

Asociación entre el polimorfismo Trp64Arg en el gen del receptor β3-adrenérgico en Diabetes tipo 2

PUBLICIA

Impressum / Aviso legal

Bibliografische Information der Deutschen Nationalbibliothek: Die Deutsche Nationalbibliothek verzeichnet diese Publikation in der Deutschen Nationalbibliografie; detaillierte bibliografische Daten sind im Internet über http://dnb.d-nb.de abrufbar.

Información bibliográfica de la Deutsche Nationalbibliothek: La Deutsche Nationalbibliothek clasifica esta publicación en la Deutsche Nationalbibliografie; los datos bibliográficos detallados están disponibles en internet en http://dnb.d-nb.de.

Coverbild / Imagen de portada: www.ingimage.com

Verlag / Editorial:
PUBLICIA
ist ein Imprint der / es una marca de
OmniScriptum GmbH & Co. KG
Bahnhofstraße 28, 66111 Saarbrücken, Deutschland / Alemania
Email / Correo Electrónico: info@editorial-publicia.com

Herstellung: siehe letzte Seite /
Publicado en: consulte la última página
ISBN: 978-3-639-64912-3

Zugl. / Aprobado por: Lima, Universidad Nacional Mayor de San Marcos

A la memoria de mí adorada madre Juana Jacinta Juárez Ortiz, que aunque no está conmigo físicamente, la tengo siempre presente en mi mente, en mi corazón y en cada momento feliz de mi vida.

A mi esposa Martha Elizabeth, porque vive conmigo mis triunfos. A ella que me ha comprendido y apoyado siempre. Con amor y cariño. Para mi querido hijo, Eduardo Máximo producto de mi amor. Colaboradores incondicionales de la presente investigación.

Para mi querido hermano Patrocinio Flores Juárez, por su asesoramiento y valiosa colaboración en los cálculos estadísticos de la presente investigación.

A mi padre y hermanos, por estar a mi lado, apoyarme y brindarme su cariño y apoyo permanentemente.

AGRADECIMIENTOS

A la Sra. Gloria Narváez Abanto y José Luis Pérez- Alvela Beraún, representante legal y asesor, respectivamente, de la Empresa VIDASOL eirl, por el auspicio y apoyo a la presente tesis.
A la Dra. Elizabeth Gonzáles Loayza por su apoyo y valiosas sugerencias en el desarrollo de la investigación, como asesora de esta tesis doctoral.

Al Bachiller en Farmacia y Bioquímica Jesús Jorge Chávez Ybañez por el apoyo brindado en el desarrollo de la parte experimental de la presente investigación

A los Doctores Raúl Rosadio Alcántara y Abelardo Lenin Maturrano Hernández, del Laboratorio Biología Molecular de la Facultad de Medicina Veterinaria de la Universidad Nacional Mayor de San Marcos, por su valioso apoyo.

A los distinguidos profesores Miembros del Jurado Examinador de sustentación de la tesis: Dr. Gerardo Gamarra Ballena, Dra. Eloísa Hernández Fernández, Dr. Jorge Luis Arroyo Acevedo, Dra. Gladys Arias Arroyo, Dra. Elizabeth González Loayza, por sus valiosas recomendaciones en la presente investigación

A los M.C. Gerásimo Alvarez Ato y Espec. Endoc. Anselmo Cordova, del Hospitabl Base Sullana, por su apoyo.
Al doctor Mario Monteghirfo Gomero del Instituto Peruano de Biología Molecular (IPBM), por el apoyo en la obtención del ADN.

A los profesores de la Facultad de Farmacia y Bioquímica de la UNMSM, a los profesores del Departamento de Bioquímica, Profesores de la UNMSM, EPG Y UPG de nuestra Facultad

A todas las personas, amigos y familiares que de una u otra manera contribuyeron en la realización de este trabajo de investigación

CONTENIDO

RESUMEN

Una posible mutación patogénica en el gen del receptor β_3-adrenérgico (Trp64Arg) ha sido reportada por estar asociada con Diabetes tipo 2 en sujetos de diferentes grupos étnicos. Desde entonces, diversos genes candidatos mutados han sido reportados asociados con Diabetes tipo 2 en peruanos y en otras nacionalidades. Se investigó la frecuencia del polimorfismo Trp64Arg en el gen del receptor β_3-adrenérgico, parámetros bioquímicos y medidas antropométricas de 72 sujetos diabéticos tipo 2, y 21 controles, de ambos géneros, con edades entre 30 y 70 años, de la provincia de Sullana (Norte del Perú), por ser de alta prevalencia en Diabetes tipo 2. El estudio de laboratorio se realizó en: Instituto Peruano de Biología Molecular (IPBM), Laboratorio de Biología Molecular de la Facultad de Medicina Veterinaria y en la Facultad de Farmacia y Bioquímica de la UNMSM. Del análisis de los resultados utilizando el programa SPSS v 15 se encontró que las frecuencias de los genotipos del gen del receptor β_3-adrenérgico en la población de estudio fue de: 61.1% (44) Trp64Trp, 27.8% (20) Trp64Arg y 11.1% (8) Arg64Arg para diabéticos; y de: 57.1% (12) Trp64Trp, 14.3% (3) Trp64Arg y 28.6% (6) Arg64Arg para controles. Asimismo, se halló las siguientes frecuencias alélicas en el gen receptor β_3-adrenérgico en diabéticos y controles, para el alelo Trp: 75% y 64.3% y para Arg: 25.0% y 35.7%, respectivamente, de lo que se deduce que la frecuencia alélica de la mutación (Arg) fue un poco menor pero estadísticamente no significativa ($p = 0.088$). Los diabéticos se encontraron con mal control metabólico glucémico e hiperglicemia. Al aplicar el test *t* de Student en diabéticos y controles se pudo observar que solo la Hemoglobina glicosilada (Hb-G) tuvo significancia estadística (p = 0.039), que podría estar asociado al polimorfismo Trp64Arg. En el análisis de los genotipos vs IMC, Dislipidemia y Control Metabólico glucémico en controles se encontró diferencia significativa para el parámetro IMC en los diferentes genotipos, pero no en diabéticos tipo 2. Del análisis del riesgo Odds ratio se halló que, en el total de sujetos de estudio (diabéticos más controles) el genotipo Trp64Arg alcanzó cierto grado de factor de riesgo a sobrepeso, dislipidemia, y mal control metabólico glucémico, y que el genotipo Arg64Arg es un factor de riesgo a sobrepeso y a padecer diabetes, pero en todos los casos no tuvo diferencia estadística significativa. Se concluye que, el polimorfismo en estudio es importante, pero no es el único, ni el mayor factor determinante a desarrollar Diabetes tipo 2.

Palabras claves: Gen del receptor β_3-adrenérgico, polimorfismo Trp64Arg, Diabetes tipo 2 (DMNID), control metabólico glucémico, dislipidemias.

SUMMARY

A possible pathogenic mutation in the β_3-adrenergic receptor gene (Trp64Arg) has been reported to be associated with Diabetes type 2, Non-insulin-dependent diabetes mellitus (NIDDM), in different group ethnic subjects. Since that, several mutations of candidate genes have been reported associated with Diabetes type 2 in Peruvians and subjects from other nationalities. It was investigated the frequency of polymorphism Trp64Arg in the β_3-adrenergic receptor gene, biochemical and anthropometric measurements of 72 type 2 diabetic subjects, and 21 as control group, both genders, aged between 30 and 70 years all of them of the province Sullana (North of Perú) as this city as high prevalence of Type 2 Diabetes in the country. The laboratory study was conducted in: Peruvian Institute of Molecular Biology (IPBM), the Laboratory of Molecular Biology of Faculty of Veterinary Medicine and Faculty of Pharmacy and Biochemistry – Universidad Nacional Mayor de San Marcos. The analysis of the results was performed using the SPSS 15 version found that the frequencies of the genotypes of β_3-adrenergic receptor gene in the study population was: 61.1% (44) Trp64Trp, 27.8% (20) Trp64Arg and 11.1% (8) Arg64Arg for diabetics, and: 57.1% (12) Trp64Trp, 14.3% (3) Trp64Arg and 28.6% (6) Arg64Arg to controls. Furthermore, we found the following allelic frequencies in the β_3-adrenergic receptor gene in diabetic patients and controls for the Trp allele, 75% and 64.3% for Arg: 25.0% and 35.7% respectively, which suggests that the frequency allelic to the mutation (Arg) was slightly lower but not statistically significant ($p = 0.088$). Diabetics were found with bad glycemic metabolic control and hyperglycemia. In applying the Student *t* test in diabetics and controls was observed that only the glycosylated Hemoglobin (Hb-G) had statistical significance ($p = 0.039$), which could be associated with the Trp64Arg polymorphism. In the analysis of genotypes versus BMI, dyslipidemia and glycemic metabolic control in subject controls was significant difference for the BMI parameter in the different genotypes, but not in type 2 Diabetes. Of risk analysis found that Odds ratios in the total study subjects (diabetic controls more) Trp64Arg genotype achieved a degree of risk factor for overweight, dyslipidemia, and bad glycemic metabolic control, and that Arg64Arg genotype is a risk factor related with overweight and diabetes, but none had significant statistical difference. We conclude that the polymorphism under this study is important, but neither the only, nor the most decisive factor to develop type 2 Diabetes.
Keywords: β_3-adrenergic receptor gene, Trp64Arg polymorphism, type 2 Diabetes (NIDDM), metabolic glycemic control, dyslipidemia.

ABREVIATURAS

DM	=	Diabetes Mellitus
DMID	=	Diabetes Mellitus Insulino Dependiente
DMNID	=	Diabetes Mellitus No Insulino Dependiente (Diabetes tipo 2)
Hb-G	=	Hemoglobina glicosilada o Hemoglobina glicada
Col. T.	=	Colesterol Total
HDL-C	=	Lipoproteínas de Colesterol de alta densidad
LDL-C	=	Lipoproteínas de Colesterol de baja densidad
VLDL-C	=	Lipoproteínas de Colesterol de muy baja densidad
ILDL	=	Lipoproteínas de Colesterol de densidad
intermedia		
Triglic.	=	Triglicéridos
L. Totales	=	Lípidos Totales
IMC	=	Índice de Masa Corporal
Género (M, F)	=	Género (Masculino, Femenino)
PCR	=	Reacción en Cadena de la Polimerasa
Trp	=	Triptófano
Arg	=	Arginina
Trp64Trp	=	Triptófano64Triptófano
Trp64Arg	=	Triptófano64Arginina
Arg64Arg	=	Arginina64Arginina
RFLP	=	Polimorfismo de Longitud de Fragmentos de Restricción

I. INTRODUCCIÓN

Diabetes Mellitus es uno de los desórdenes crónicos endocrinológicos más grandes del siglo XXI,[1,2,3] resultado de la predisposición genética y la presencia de desencadenantes: estilo de vida o medioambiente, que afecta alrededor de 200 millones de habitantes en el mundo,[4,5,6] de los cuales 90% corresponde a Diabetes tipo 2 (Diabetes Mellitus No Insulino Dependiente - DMNID), caracterizándose por presentar resistencia a la insulina y disfunción de las células beta del páncreas. Se encuentra en un 7 % en la población urbana peruana, y entre los más afectados se hallarían los naturales de la provincia de Sullana (Piura).[7,8,9] Por lo general, los signos clínicos de la Diabetes tipo 2 aparecen entre los 35 a 40 años de edad, allí las pruebas de diagnóstico sólo corroboran el síndrome. Diversos estudios demuestran que el inicio clínico de Diabetes tipo 2 en diferentes poblaciones de alto riesgo se puede predecir varias décadas antes de su presentación, durante las cuales existe ya resistencia a la insulina. [3,10,11] Actualmente, la prevalencia está incrementándose en todas las poblaciones por el consumo de dietas hipercalóricas que, se traducen en hiperglicemia, dislipidemia, sobrepeso u obesidad,[12] e incremento de los estados prediabéticos al doble de pacientes diagnosticados y por el incremento de los promedios de vida media y vida máxima de la población, que favorecen la aparición y desarrollo de Diabetes tipo 2. El receptor β_3-adrenérgico es una glicoproteína expresada en la membrana de células, predominantemente de tejido adiposo y participa en el metabolismo de lípidos; su estimulación produce un aumento en la lipólisis y la termogénesis del tejido graso marrón,[13] por lo que alteraciones moleculares de este receptor pueden conducir a: obesidad, resistencia a la insulina o a Diabetes tipo 2.[14,15] Los estudios del factor genético juegan un importante rol como punto de partida en la predisposición a enfermedades crónicas y puede dilucidar mejor las frecuencias génicas asociadas a factores ambientales en Diabetes tipo 2. [16,17] A nivel mundial se investigan diversos genes polimórficos que están relacionados con Diabetes tipo 2, trastorno que es considerado "poligénico", y a la fecha se han postulado como importantes los siguientes genes candidatos de susceptibilidad a diabetes tipo 2, mutación en el gen de: Insulina (INS), Adenosina Deaminasa, Glucoquinasa (GCK), Receptor β_2-adrenérgico, Hormona lipasa sensible, Receptores β_3-adrenérgicos, Proteína desacoplante- 1 (UCP-1), Sustrato de receptor de insulina IRS – 1, IRS – 2, IRS – 3, IRS – 4, [2,3,18,19,20] receptor del glucagón (GCGR), Fatty Acid Binding Protein 2 (FABP – 2), Glucógeno Sintetasa, Transportadores de Glucosa GLUT – 2 y GLUT-4, Receptor de Sulfonilurea (ABCC8), Enzima Activada por Calcio (calpaina 10- CAPN10), Factor de Transcripción 4α del Núcleo del Hepatocito (HNF4 α), Canal de Potasio (KCNJ11), Enzima Lipasa lipoproteíca (LPL), Subunidad Regulatoria de una Enzima Fosforilante (PIK3R1), Factor de Necrosis Tumoral α. (TNF α),. glicoproteína de membrana PC-1, receptores activados por proliferadores de peroxisomas (PPARs), adiponectina, resistina.[21,22,23,24,25,26,27,28] Evidentemente, no todos estos genes tienen el mismo nivel de predisposición a diabetes en las diferentes poblaciones humanas, por lo que habría que establecer el poder "determinante" de cada gen en cada población,[29] lo que sumado al estilo de vida, factores ambientales, dieta y factores de riesgo, desencadenarían el inicio del padecimiento de Diabetes tipo 2. El gen del receptor β_3-adrenérgico ubicado en la región 8p12-p11.2 del cromosoma 8, contiene 3 exones y 2 intrones. El polimorfismo de este gen, sobre el que los investigadores han puesto atención, es el resultado de una variación de Citosina en lugar de Timina en el codón 64, lo que origina el reemplazo del aminoácido Triptófano (Trp) por Arginina (Arg) en el primer lazo intracelular del receptor.[30] Se han realizado diversos estudios buscando la posible contribución del polimorfismo Trp64Arg en los desórdenes metabólicos, los mismos que conllevan a Obesidad y Diabetes tipo 2 (DMNID). Clément y col.[31,32] notificaron que la presencia del polimorfismo Trp64Arg en pacientes obesos y en sujetos normales franceses puede contribuir al incremento de la ganancia de peso, una similar conclusión tuvo el estudio de Widén y col.[33] en nativos Finlandeses, quienes asociaron el polimorfismo Trp64Arg con obesidad abdominal, además de su posible contribución al inicio temprano de diabetes tipo 2. Walston y col.[34] encontraron la presencia de este polimorfismo en nativos Pima, quienes se caracterizan por ser una población susceptible a Diabetes tipo 2, corroborando la relación de este polimorfismo con la alteración del balance energético en tejido adiposo visceral. Asimismo, se ha demostrado que la variante homocigota Arg64Arg del receptor β_3-adrenérgico puede influir en la menor secreción de insulina como respuesta a la glucosa, el cual puede conducir a Diabetes tipo 2. Estos hallazgos obtenidos por Walston y col.[35] se ven apoyados por la investigación realizada en población japonesa por Oizumi y col.,[36] quienes reportan que este genotipo Arg64Arg está asociado a obesidad y a Diabetes tipo 2. [35,36] Uno de los factores hallados como desencadenante y concomitante a Diabetes tipo 2 es la obesidad, determinada por el Índice de Masa Corporal (IMC),[12] cuyo incremento se ha encontrado asociado al polimorfismo Trp64Arg según Fujisawa y col.,[37] quienes afirman que esta variante juega un rol importante en la predisposición genética para incrementar el peso corporal. La PCR junto RFLP son técnicas muy útiles en investigaciones biomédicas, y se utilizan con buenos resultados en investigaciones de determinación de polimorfismos alélicos,[17] asociados a enfermedades relacionadas con la herencia. Asimismo, es necesario realizar los estudios en poblaciones homogéneas, como los realizados en los indios Pima, que han permitido demostrar que la resistencia a la insulina o la hiperinsulinemia se hereda en forma autosómica.[29,38] Por estas razones, como no es posible realizar estudios genéticos en grandes poblaciones, hemos elegido la provincia de Sullana –Piura (Perú), por ser parte de una de las regiones con mayor prevalencia de Diabetes tipo 2 en el país, en donde no sólo hay que buscar la mutación de un gen, polimorfismo genético Trp64Arg, que correlacione con Diabetes tipo 2,[3,10,39,40,41] sino también asociarlo con los llamados factores de riesgo (historia familiar, edad, peso al nacer, obesidad, distribución central de la grasa corporal, ejercicio, hipertrigliceridemia, disminución del colesterol HDL, hiperglucemia y mal control del metabolismo glucémico).[29,38,42] Además se conoce que gran parte de su población consume dietas hipercalóricas, ricas en carbohidratos y grasas (arroz, yuca, plátanos, camote, pan, maíz, papa, chicha de maíz, además del consumo, carnes de chancho, bovinos y ovinos), observándose un porcentaje importante de sus pobladores con sobrepeso y obesidad y aumentada la distribución de la grasa corporal, lo que puede permitirnos determinar el grado de predisposición genética o mayor riego de desarrollo de Diabetes tipo 2.

OBJETIVOS:

General: Establecer la asociación entre la frecuencia del Polimorfismo Trp64Arg del gen para el receptor β_3-adrenérgico y la dislipidemia, el mal control metabólico glucémico y sobrepeso u obesidad, en diabéticos tipo 2 de la provincia de Sullana – Piura (Perú).

Específicos:

1. Determinar los niveles de Glucemia y Hemoglobina Glicosilada en diabéticos tipo 2 y grupo control.
2. Determinar el Índice de Masa Corporal, en diabéticos tipo 2 y grupo control.
3. Determinar el perfil lipídico en diabéticos tipo 2 y grupo control.
4. Determinar la distribución alélica y genotípica del Polimorfismo Trp64Arg del gen para el receptor β_3-adrenérgico en diabéticos tipo 2 de la provincia de Sullana y grupo control.

II. GENERALIDADES

2.1. Diabetes tipo 2. (Diabetes Mellitus No Insulino Dependientes – DMNID)

La diabetes tipo 2 es descrita también como la combinación de: resistencia a la acción de la insulina y una inadecuada respuesta compensatoria de insulina. Estos defectos originan un aumento anormal de la glucemia, e incluso en ayunas, conforme hay mayor descompensación de las reservas de insulina. Una historia familiar positiva de Diabetes tipo 2 es el factor de riesgo más importante. Pueden o no utilizar insulina para controlar la sintomatología pero no la necesitan para sobrevivir. Desde el punto vista fisiopatológico, se considera que la Diabetes tipo 2 incluye a un grupo heterogéneo de enfermedades con características genéticas variable (poligénicas) y participación de diversos factores ambientales (multifactorial), que no puede ser explicada por un único mecanismo fisiopatológico. Estas enfermedades se acompañan, en grado variable, de complicaciones con daño a los vasos sanguíneos pequeños (microangiopatía), que se manifiestan como nefropatía, retinopatía. También se observa un aceleramiento en la aparición de la arteriosclerosis (macroangiopatía) con mayor predisposición a infartos al miocardio, obstrucción de las arterias cerebrales y de los miembros inferiores. Son comunes las lesiones de piel, cristalino (cataratas), y nervios (neuropatía) (43,44,45,46)

Se consideran criterios diagnósticos de diabetes:1. Síntomas de diabetes (poliuria, polidipsia y pérdida inexplicable de peso) más glucemia > 200 mg/dl (11,1 mmol/l), realizada en cualquier momento del día sin tener en cuenta el momento de la última ingesta. 2. Valores basales de glucemia > 126 mg/dl (7,0 mmol/l). Se considera basal, la no ingesta calórica en las últimas 8 horas. 3. Valores de glucemia > 200 mg/dl (11,1 mmol/l), a las 2 horas tras una sobrecarga oral de glucosa (TTOG) [47,48,49].

2.2 EPIDEMIOLOGÍA GENÉTICA

En los años 80 la epidemiología genética se estableció como una entidad aparte de la epidemiología y de la genética (Morton, 1982). Para el concepto de Epidemiología genética existen numerosas definiciones. Morton (1992) la definió como "el estudio de la etiología de la enfermedad entre grupos de parientes, con el fin de aclarar las causas de la semejanza familiar y el estudio de las causas heredadas de la enfermedad en las poblaciones". Otra definición que se adapta más al estudio objeto de esta tesis "la epidemiología genética es el estudio del papel de los factores genéticos y su interacción con los factores ambientales en la ocurrencia de la enfermedad en poblaciones humanas". Esto es importante dado que la mayoría de las enfermedades no tienen una etiología puramente genética o ambiental, sino que dependen de la interacción entre ambos factores. La epidemiología genética trata de comprender el papel que juegan los factores genéticos en la etiología de la enfermedad, con el objetivo final de controlar y prevenir las enfermedades.

Se ha demostrado que el 45% de los familiares de primer grado de pacientes con diabetes tipo 2, incluso con niveles de glucosa normales, presentan Resistencia a la Insulina (Beck-Nielsen y col., 1994; Groop y col., 1996). El impacto genético en la variación del índice de masa corporal es de entre un 40 y 70% con diferencias entre individuos y grupos étnicos. Esta situación es incluso más importante en la obesidad visceral (Bouchard y col., 1996; Després y col., 1999), una condición clave en la patogénesis del Síndrome Metabólico, en el que el 60% de la variación de los depósitos de grasa abdominal se debe probablemente a factores genéticos. Dicha sospecha está sostenida por los hallazgos de Groop y col. (1996) en familiares de pacientes con DM Tipo 2.

Todo este componente genético (Stern, 1997; Groop, 2000) está fuertemente modulado por factores ambientales relacionados con los hábitos/estilos de vida como el exceso en la ingesta calórica, baja actividad física, exceso de grasas saturadas, dieta con bajo contenido en fibra, excesivo consumo de alcohol y tabaquismo. Se ha demostrado recientemente (Stephens y Humphries, 2003), que el efecto de la interacción entre factores genéticos y ambientales es mayor que el de estos dos componentes aisladamente. Sin embargo, no se dispone de evidencias científicas suficientes para definir nítidamente las características de la compleja interacción genes-ambiente. Ciertos estudios (Mayer y col., 1993) han mostrado que los niveles circulantes de insulina están directamente asociados a la ingesta de grasa dietética e inversamente al grado de actividad física (Regensteiner y col., 1991; Mayer y col., 1998) y al consumo (moderado) de alcohol (Mayer y col., 1993). Por otra parte existen datos sólidos que muestran el efecto beneficioso del ejercicio físico en la prevención de la DM Tipo 2 desde el estadio de intolerancia a la glucosa (Tuomilehto y col., 2001).

La búsqueda de los efectos de interacciones genes-ambiente en estudios epidemiológicos es esencial para comprender las variaciones individuales étnicas y poblacionales de prevalencia/incidencia de Diabetes tipo 2, pero su interpretación requiere un planteamiento adecuado sobre las bases de un apropiado tamaño muestral y de una metodología bien definida (Luan y col., 2001).

Los indios Pima que viven Arizona (USA) siguen unos estilos de vida típicos de los países occidentalizados como una alta ingesta calórica, principalmente de grasas saturadas, alto consumo de alcohol y una baja actividad física, presentando una alta prevalencia de obesidad, Diabetes tipo 2 y Resistencia a la Insulina. Por el contrario, en los indios Pima genéticamente idénticos, que viven en Méjico y que han mantenido sus estilos de vida tradicionales del medio rural (alta actividad física, baja ingesta calórica con bajo contenido en grasas, dieta rica en fibra) la obesidad y otras alteraciones metabólicas son poco frecuentes. Observaciones similares se han descrito en poblaciones indígenas de las islas de Nauru y Mauricio del Océano Pacífico e Indico (Zimmet y col., 1983) así como en Mexicanos Americanos (Mekeigue, 1999) en las cuales se ha analizado la prevalencia de obesidad, DM Tipo 2 y otras alteraciones metabólicas comparando estilos de vida en el medio rural y en el medio urbano.[50,51,52,53,54]

2.3. Glicosilación de Proteínas. Hemoglobina glicosilada.

En diabetes, la hiperglicemia incrementa la glicosilación de las diversas proteínas del organismo humano, tal como hemoglobina, albúmina, colágeno, fibrinógeno, lo cual modifica la morfología, actividad y/o función de los diversos componentes proteicos celulares. La Glicosilación de la hemoglobina (Hemoglobina glicosilada), da lugar a varios compuestos con diferente estructura, siendo el más importante cuantitativamente y de mayor trascendencia clínica la glicación de la hemoglobina del adulto (HbA). La hemoglobina A además esta compuesta por subfracciones A1a, A1b, A1c. Su formación es lenta e irreversible a lo largo de los 120 días de vida del hematíe, la Hemoglobina glicosilada se forma continuamente por medio de la adición de glucosa a la cadena beta N-terminal de la hemoglobina. La Glucosa, Glucosa 6-fosfato, Fructosa y otros azúcares reaccionan de modo no enzimático para formar derivados conjugados estables con los grupos α aminos de la cadena beta de hemoglobina. Este proceso no enzimático refleja el grado de exposición promedio de la hemoglobina a la glucosa en un período prolongado. Las proteínas son muy sensibles a la hiperglicemia, es decir, se glicosilan fácilmente, en cambio, su normalización es más lenta frente a la euglicemia. Para el monitoreo o control metabólico glucémico habitual de diabéticos es suficiente la medición de Hb A1, ya que aproximadamente el 80% de esta hemoglobina está formada por Hb A1c.

Los valores de hemoglobina glicosilada nos sirven para determinar el control metabólico glucémico. Cuando el reactivo determina la Hb A_1 de los hematíes menos de 8% es buen control, entre 8 y 9.5 % aceptable control y más de 9.5 % deficiente control. Si se determina la Hb A_{1c} de los hematíes se considera que menos de 6.5 % es buen control, entre 6.5 y 7.5 % aceptable control y más de 7.5

% deficiente control. El buen o mal control metabólico de la glucemia del diabético, se establece determinando los niveles de Hemoglobina glicosilada en DMNID. El porcentaje de Hemoglobina que sé glicosila (producto Amadori), es el mejor índice disponible para estimar la calidad del control metabólico de la glucemia en diabéticos durante los 2-3 meses previos a la prueba.

La Hemoglobina glicosilada, determinada desde 1982 con la técnica de Gabbay, no debe sustituir las determinaciones cuantitativas de glucemia cuando se pretende establecer el grado de control metabólico de glucemia en pacientes con diabetes, sino que debe emplearse en forma adicional ya que cada una nos da información diferente. Los exámenes de Hemoglobina glicosilada, aunque tienen alta especificidad, son de baja sensibilidad, no son útiles ni recomendables para el diagnóstico de diabetes y sólo deben emplearse como parámetros de control metabólico de glucemia.

Las condiciones de producción de glicosilación no enzimática son: a) proteína de vida media larga en presencia de carbohidratos a concentración moderada, o b) proteína de vida media corta en presencia de carbohidratos a concentración elevada. Los tejidos y órganos del diabético reúnen perfectamente estas condiciones.

La frecuencia de determinación de la HbA_{1C} varía según el tipo de diabetes que presente el paciente y su estabilidad metabólica. En los pacientes DMNID con tratamiento dietético o con antidiabéticos orales, una determinación semestral o anual será la adecuada. Cuatro veces al año, en pacientes tratados con insulina y en los no tratados con insulina pero con control metabólico pobre (55,56,57,58,59,60,61,62,63)

2.4. RECEPTORES ADRENÉRGICOS.

Adrenérgico, es un término que se aplica a las terminaciones nerviosas del sistema vegetativo simpático, que liberan noradrenalina cuando son estimuladas ó cuando se activan o transmiten por la adrenalina. Los receptores α adrenérgicos, son responsables de los efectos vasoconstrictores, contracción de los esfínteres gastrointestinales y de la dilatación de la pupila. Los receptores β_1-adrenérgico son responsables de la taquicardia y aumento de la contractibilidad del músculo cardiaco, los β_2-adrenérgicos de la bronco relajación y los β_3-adrenérgicos de la lipólisis y termogénesis.

El gen del receptor β_3-adrenérgico se encuentra ubicado en la región 8p12-p11.2 del cromosoma 8 y contiene 3 exones separados por 2 intrones, esta compuesto por 408 aminoácidos que se ordenan formando 7 dominios en la membrana de los mismos. El receptor β_3-adrenérgico del adiposito se encuentra acoplado a Proteínas G estimulantes (G_S) y a la enzima Adenilato Ciclasa III generando AMPc como consecuencia de la activación adrenérgica del receptor [21]. El AMPc así producido participa en la fosforilación de la Lipasa Sensible a Hormona (LSH) que es la responsable de la lipólisis, al fosforilarse esta hormona se activa y actúa sobre los triglicéridos produciéndose ácidos grasos y glicerol. Los ácidos grasos liberados a la circulación, son distribuidos a otros tejidos para la síntesis de triglicéridos. Desde que el metabolismo de los lípidos está indisolublemente ligado al metabolismo de la glucosa, alteraciones genéticas en el metabolismo de los lípidos pueden afectar el metabolismo de la glucosa [(29,64)].

2.5. Lípidos y Dislipidemias.

Según la OMS la dislipidemia es definida cuando la hipertrigliceridemia es ≥150 mg/dl el HDL-C es < 35 mg/dl en varones y < 39 mg/dl en mujeres. Dislipidemia aterogénica, es el aumento de triglicéridos y disminución del HDL colesterol (HDL-C). (De Fronzo y Ferrannini, 1991; Stern, 1997). Según el Grupo Europeo para el Estudio de Resistencia a la Insulina (EGIR) 2002, dislipidemia es el aumento de triglicéridos mayor o igual a 180 mg/dl o HDL-C menor a 40 mg/dl. Otro criterio, es la que destaca la publicada por The Third Report National Cholesterol Education Program Expert Panel on Detection, Evaluation, and Treatment of High Blood Cholesterol in Adults (ATP III) en 2002 (Ford y col, 2002; Pereira y col, 2002), considera dislipidemia cuando la hipertrigliceridemia es ≥150 mg/dl o descenso de HDL-C < 40 mg/dl en varones o < 50 mg/dl en mujeres.

Entre los lípidos de reserva energética, además de los fosfolípidos, hormonas esteroides, eicosanoides y vitaminas se encuentran los: ácidos grasos que tienen función de combustible metabólico componente de varias clases de lípidos; los triacilgliceroles que son la principal forma de depósito de ácidos grasos y de energía química, constituyendo la más abundante clase de lípidos, si se tiene en cuenta que no son componentes de la membrana; y el Colesterol que además de constituyente de membrana es precursor de sales biliares y hormonas esteroides.

En los animales vertebrados existen células especializadas llamadas adipositos, que son útiles como reservorios de grandes cantidades de gotas lipídicas citoplasmáticas que casi llenan la célula. En los seres humanos, el tejido adiposo, que se constituye en primera instancia por adipocitos, se ubica bajo la piel, en la cavidad abdominal y en las glándulas mamarias. La gente obesa puede tener 15 o 20 kg de triacilgliceroles depositados en sus adipositos: cantidad suficiente para aportar la energía necesaria por meses. El colesterol es, sin duda, el lípido más conocido, debido a la estrecha correlación entre sus valores en sangre y la incidencia de padecimientos cardiovasculares en el ser humano. Se considera al colesterol como parte estructural de las membranas y es el precursor de hormonas esteroideas, ácidos biliares y vitamina D. No requiere ser incluido en la dieta, puesto que se sintetiza en el hígado de los mamíferos a partir de precursores simples. El colesterol y sus ésteres se transportan en la sangre como lipoproteínas plasmáticas. Los quilomicrones acarrean triglicéridos. Las lipoproteínas de muy baja densidad (VLDL) acarrean colesterol y sus esteres, y triacilgliceroles desde el hígado a otros tejidos, donde los triacilgliceroles son degradados por la lipoproteinlipasa; ésta convierte a las VLDL en lipoproteína de baja densidad (LDL). Las LDL, que son abundantes en colesterol y sus ésteres, son capturadas por la endocitosis mediada por receptor, en la que la apoproteína B-100 de la LDL es reconocida por receptores específicos, ubicados en la membrana plasmática. Las lipoproteínas de alta densidad (HDL) sirven para remover el colesterol de la sangre, el cual es transportado hacia el hígado. Las características dietéticas, o defectos genéticos en el metabolismo del colesterol pueden ocasionar ateroesclerosis y enfermedades cardiovasculares.[50,65]

La mayoría de los lípidos contenidos en la dieta se encuentra en la forma de triacilgliceroles, los cuales en el intestino se hidrolizan a sus componentes más sencillos (ácidos grasos y monoacilgliceroles) por medio de las lipasas. Estos ácidos grasos y monoacilgliceroles se absorben, se reesterifican y se transportan por las sangre al hígado y tejido adiposo. La mayor parte de los tejidos oxidan los ácidos grasos para obtener energía; sin embargo, las células grasas del tejido adiposo (adipositos) esterifican los ácidos grasos con el glicerol y almacenan los triacilgliceroles resultantes.

Hoy se considera que la Resistencia a la Insulina crónica o mantenida es el rasgo común de numerosas enfermedades metabólicas y no metabólicas, como la diabetes mellitus (DM) tipo 2, la obesidad, la hipertensión arterial (HTA), las dislipidemias o la enfermedad cardiovascular (Ferrannini y col, 1998).

Fig. Nº 01. Papel de la obesidad en Diabetes tipo 2

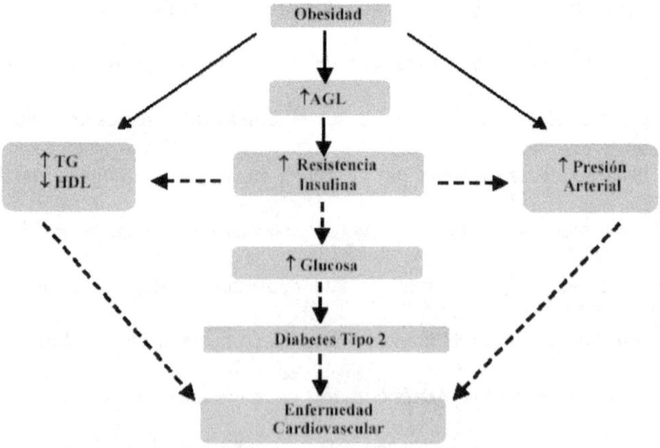

Las acciones más importantes de la insulina son favorecer la entrada de glucosa a la célula, como paso inicial para su metabolismo, e inhibir la lipólisis. Por tanto, en los pacientes con deficiente acción de la insulina, esta impedida la entrada de glucosa en las células y se acumula en la sangre (hiperglucemia), mientras que se estimula la lipólisis. Cuando la deficiencia de insulina es leve, sólo se impide la entrada de glucosa en la célula, sin que se active la lipólisis, puesto que bastan pequeñas cantidades de insulina para bloquear la degradación de los lípidos. En la diabetes tipo 2 suele haber la suficiente insulina para que no se active la lipólisis, aún cuando esta cantidad es insuficiente para promover la entrada de glucosa en las células. Por ello en diabetes tipo 2 a menudo hay hiperglucemia (a veces muy grave) pero no suele haber cetosis.

En la significativa asociación que existe entre diabetes mellitus y dislipidemia, están comprometidas todas las lipoproteínas, no existiendo una forma común para todos los diabéticos. La dislipidemia más habitual y propia de la diabetes mellitus es la hipertrigliceridemia, la que puede o no estar asociada a hipercolestorelemia. Estudios han demostrado que las concentraciones de las fracciones de lipoproteínas (VLDL, LDL y HDL) pueden encontrarse alteradas. Presentándose la ateroesclerosis con mayor frecuencia y a edades más tempranas en los diabéticos de ambos géneros. Las dislipidemias en la DMNID se generan por mecanismos patógenos diferentes a los que ocurren en la DMID y se asocian a obesidad e hiperinsulinismo. La frecuencia de las dislipidemias en la diabetes oscila entre el 20% y el 68% de los casos. Este amplio rango depende de múltiples variables que provoca el trastorno lipídico (grado de control metabólico, dieta, obesidad, estados patológicos asociados y fármacos utilizados).

2.6. ÍNDICE DE MASA CORPORAL (IMC)

Es una medida de asociación entre el peso y la talla de un individuo. Ideado por el estadístico belga L. A. J. Quetelet, también se conoce como **índice de Quetelet**.

Se calcula según la expresión matemática:

$$IMC = \frac{peso(kg)}{talla^2(m^2)}$$

El valor obtenido no es constante, sino que varía con la edad y el género. También depende de otros factores, como las proporciones de tejidos muscular y adiposo. En el caso de los adultos se ha utilizado como uno de los recursos para evaluar su estado nutricional, de acuerdo con los valores propuestos por la Organización Mundial de la Salud (véase la Tabla 1).

Tabla 1: Clasificación internacional (de la OMS: Organización Mundial de la Salud) del estado nutricional (infrapeso, sobrepeso y obesidad) de acuerdo con el IMC (índice de masa corporal).

Clasificación	**IMC (kg/m^2)**	
	Valores principales	**Valores adicionales**
Infrapeso	**<18,50**	**<18,50**
Delgadez severa	<16,00	<16,00
Delgadez moderada	16,00 - 16,99	16,00 - 16,99
Delgadez aceptable	17,00 - 18,49	17,00 - 18,49
Normal	18,50 - 24,99	18,50 - 22,99
		23,00 - 24,99
Sobrepeso	**>25,00**	**>25,00**
Preobeso	25,00 - 29,99	25,00 - 27,49
		27,50 - 29,99
Obeso	**>30,00**	**>30,00**
Obeso tipo I	30,00 - 34,99	30,00 - 32,49
		32,50 - 34,99
Obeso tipo II	35,00 - 39,99	35,00 - 37,49
		37,50 - 39,99
Obeso tipo III	≥40,00	≥40,00

- Estos valores son independientes de la edad y son para ambos sexos.

El organismo puede afrontar un exceso de calorías de la dieta de tres maneras: (1) convertir el exceso de combustible en grasa y almacenarla en tejido adiposo, (2) quemar el exceso de combustible, mediante el ejercicio adicional y

(3) "malgastar" el combustible desviándolo hacia la producción de calor (termogénesis) en mitocondrias desacopladas. En los mamíferos actúa un conjunto complejo de señales hormonales y neuronales para mantener en equilibrio la ingestión de combustible y el gasto energético, de modo que se mantenga la cantidad de tejido adiposo dentro de unos límites adecuados. Para tratar la obesidad de forma efectiva es necesario comprender los diferentes controles y equilibrios en condiciones normales y por qué fallan estos mecanismos en la obesidad.[66]

El descubrimiento del gen "obeso" de la leptina creó grandes expectativas sobre su impacto en la patogénesis de la obesidad basadas en resultados obtenidos en ciertos modelos animales (ratones ob/ob) mostrando que una mutación en el gen de la leptina (cromosoma 7q31.3) era la causa de su obesidad, y que ésta era reversible con la administración de leptina en otros animales de experimentación (ratas obesas) (Zhang y col., 1994). Sin embargo, ninguna mutación en la molécula de leptina ni en su receptor se ha demostrado causantes de algunas de las formas comunes de obesidad en humanos, salvo en muy raros casos de obesidad familiar infantil con hipogonadismo (Montague y col., 1997; Strobel y col., 1998).

A pesar de que hace ya tiempo que existen numerosas evidencias de las bases genéticas de la obesidad, su aceptación es un avance relativamente reciente, al que han contribuido especialmente los estudios en familias y los estudios de obesidad monogénica en modelos animales que han permitido identificar, clonar y caracterizar varios genes, cuya mutación podría causar obesidad. Pero estos genes simples no son causantes (excepto casos muy aislados) de los casos más comunes de obesidad en humanos, en los que la situación es mucho más compleja. Algunos de estos genes podrían promover la obesidad mediante interacciones gen-gen o genes-ambiente. Sin embargo se han ido identificando otros genes, también relacionados con el control del peso corporal en humanos (Palou y col., 2000; Arner, 2000). El tejido adiposo se acepta actualmente como un órgano endocrino-metabólico extremadamente activo con múltiples funciones que superan la concepción tradicional de "mero órgano pasivo de depósito de grasa protectora y termoreguladora" (Ahima y Flier, 2000). Una activa investigación en los últimos años ha identificado numerosos péptidos sintetizados/expresados en el tejido adiposo y liberados al torrente circulatorio de modo que ejerzan acciones autocrinas/paracrinas y endocrinas en otros tejidos. Entre estos péptidos son de importancia fundamental la leptina (reguladora del apetito y de otras funciones fisiológicas como es la secreción/acción de la insulina, etc.) (Zhang y col., 1994; Leyva y col., 1998), la resistina (Steppan, 2001), adiponectina (Maeda y col., 1996), TNF-α y otros (Matsuzawa y col., 1999).[50]

2.7. Genoma humano, genotipo, ADN, genes y alelos

Se conoce como Genoma a la cantidad total de ADN de un organismo o célula, y Mapa Genético a la representación de la localización de los genes en los cromosomas.

En 1866, el monje alemán Gregor Mendel publicó sus resultados de los experimentos que dieron inicio a los estudios de la genética. En 1919, se publica el primer estudio sobre los grupos sanguíneos, un estudio crítico que demuestra cómo la raza humana puede responder a patrones genéticos con un gen simple y sus variantes (alelos), aún cuando, sólo hasta 1993, se determinó que estos alelos eran tres y no dos como se pensó originalmente.

Un gen es una región de ADN que contiene entre unos miles a decenas de miles de pares de bases, que produce un producto específico, usualmente una proteína. El orden en que se encuentran estas cuatro clases de bases determina la función del gen. La posición que ocupa el gen a lo largo de la cadena de ADN se denomina locus. El gen no es diferente químicamente al resto del ADN en el cromosoma, es sólo que la secuencia de bases específica que posee, le permite codificar por una proteína específica y lo hace único. Los genes están esparcidos entre el resto del ADN y componen solo una pequeña parte del total de ADN. Hoy sabemos que solamente del 1.1 % al 1.4% de nuestro ADN codifica proteínas, la mayoría del resto del ADN no se le conoce aún su función. Más del 50% de nuestro genoma consiste en secuencias cortas repetidas, la mayoría de las cuales –alrededor del 45% de la totalidad del genoma- proceden de transposones, cortos elementos móviles de ADN que son parásitos moleculares y esto nos dice que en la población humana hay millones de diferencias de una sola base, denominadas polimorfismos de un solo nucleótido o SNP.[(66)]

Si el alelo presente en ambos cromosomas es el mismo entonces el individuo se denomina homocigoto, y si los alelos son diferentes entonces se denomina heterocigoto. Los genotipos son las posibles combinaciones de estos alelos. Ejemplo si tenemos dos alelos en un locus, *A* y *a* entonces hay tres posibles genotipos (combinaciones de los alelos), AA, Aa y aa.

Watson y Crick describieron en 1953 la estructura de doble hélice de la secuencia de bases de nucleótidos, que constituyen la base del ADN. En dicho esquema los enlaces de nucleótidos son puentes de hidrógeno, una A enlaza específicamente con una T (o con U) y una G interacciona con una C. Estos dos tipos de pares de bases predominan en las dobles hélices del ADN y del ARN. En la actualidad, el entendimiento del almacenamiento y utilización de la información genética en la célula se basa en este gran acontecimiento, y ha sido posible debido a la reflexión sobre la información aportada y a la posterior utilización de ésta. Una de las reglas de Chargaff, confirmadas por muchos investigadores y que sirvieron de pauta para el establecimiento de la estructura tridimensional del ADN señalaba que la composición de las bases del ADN en una especie no cambia con la edad, el estado de nutrición o las modificaciones ambientales; en la actualidad se sabe que las moléculas presentes o las inducidas por la atmósfera contaminada de las ciudades tienen capacidad para inducir mutaciones, debido al cambio en la estructura de las bases de los ácidos nucleicos, lo cual no se contrapone con esta regla toda vez que son la composición y la secuencia previas las que deben considerar.[(65)]

El mapa completo del genoma humano, publicado en el 2001, consiste en aproximadamente tres mil doscientos millones de pares de bases (3.2×10^9 pb) de una célula humana que codifican los 30, 000 a 35, 000 genes,[(91)] señala que los seres humanos son similares en un 99.8 % de su carga genética siendo diferenciados solamente por el 0.2 % restante. El término de "enfermedad genética" tendrá un nuevo contexto totalmente diferente al de un extraño síndrome de características devastadoras.

No existen, salvo el caso de los gemelos homocigóticos, dos personas con la misma carga genética. La variación de la secuencia del genoma lleva consigo nuestras diferencias en sensibilidad o protección para un determinado tipo de enfermedad, la edad de inicio de la misma y la forma cómo el organismo responderá al tratamiento.[(67)]

2.8. GENÉTICA DE Diabetes tipo 2 (DMNID)

2.8.1. Herencia de Diabetes tipo 2. Genes y ambiente

El término herencia poligénica se emplea para describir la herencia de rasgos que están influidos por múltiples genes.

Enfermedades multifactoriales se refiere a aquellas enfermedades en las que tanto los factores ambientales como los genéticos son importantes. Aunque estas enfermedades tienden a recurrir en las familias, no presentan patrones de herencia mendeliana

Diferencia entre herencia mendeliana y multifactorial	
Mendeliana	Multifactorial
Todo o nada	Aditiva con fenotipo variable
Si se tiene el gen, se tiene la enfermedad	Es posible tener muchos genes contributivos, pero si no llegan al umbral, no se padece la enfermedad
El riesgo no aumenta a lo largo de la vida	Puede adquirir más riesgo a lo largo de la vida

Fig Nº 02. Diferencias entre herencia mendeliana y multifactorial [68]

Fenocopia, es una alteración del fenotipo producida por factores ambientales durante el desarrollo que dan lugar a un fenotipo característicamente producido por un gen específico.

Los genes candidatos son aquellos genes identificados según la patología que su alteración causa en animales, o de los que se sospecha su relación con algún proceso fisiológico del que dependa esa patología, como son los genes implicados en la regulación de la homeostasis de la glucosa, metabolismo lipídico, secreción y acción de la insulina, así como todos aquellos que se piensa que pueden ser relevantes en la patogénesis de la Diabetes tipo 2, obesidad central y otros. El conocimiento inadecuado de estos mecanismos restringe el uso de la búsqueda de estos genes candidatos en el estudio de enfermedades multifactoriales como Diabetes tipo 2.

La Diabetes tipo 2 (DMNID), es un trastorno considerado "poligénico", y se han considerado los siguientes genes candidatos de susceptibilidad a diabetes tipo 2, mutación en el gen de: Insulina (INS), Adenosina Deaminasa, Glucoquinasa (GCK), Receptor β_2-adrenérgico, Hormona lipasa sensible, Receptores β_3-adrenérgicos, Proteína desacoplante- 1 (UCP-1), Sustrato de receptor de insulina IRS – 1, IRS – 2, IRS – 3, IRS – 4, [(2,3,18,19,20)] receptor del glucagón (GCGR), Fatty Acid Binding Protein 2 (FABP – 2), Glucógeno Sintetasa, Transportadores de Glucosa GLUT – 2 y GLUT-4, Receptor de Sulfonilurea (ABCC8), Enzima Activada por Calcio (calpaina 10- CAPN10) , Factor de Transcripción 4α del Núcleo del Hepatocito (HNF4 α), Canal de Potasio (KCNJ11), Enzima Lipasa lipoproteíca (LPL), Subunidad Regulatoria de una Enzima Fosforilante (PIK3R1), Factor de Necrosis Tumoral α. (TNF α), glicoproteína de membrana PC-1, receptores activados por proliferadores de peroxisomas (PPARs), adiponectina, resistina.[(69,70,71,72,73,74,75)]

Cuadro 1. Genes candidatos para obesidad y/o diabetes tipo 2. (Estudios de asociación más relevantes).

GENES CANDIDATOS	ASOCIACIÓN	
	SÍ	NO
ÁCIDOS GRASOS LIBRES Y METABOLISMO LIPÍDICO		
Receptor β_2-adrenérgico	(Ishiyama y col.,1999) (Meirhaeghe y col., 2000a)	(Oberkofler y col., 2000) (Hayakawa y col., 2000)
Hormona lipasa sensible	(Magre y col., 1998) (Lavebratt y col., 2002)	(Shimada y col., 1996) (Stumvoll y col., 2001a)
METABOLISMO DEL TEJIDO ADIPOSO		
PPARs	(Deeb y col., 1998) (Altshuler y col., 2000) (González-Sánchez y col., 2002)	(Mancini y col., 1999) (Sramkova y col., 2002)
PRODUCCIÓN DE CALOR		
Receptor β_3-adrenérgico	(Hoffstedt y col., 1999) (Oizumi y col., 2001)	(Oeveren y col., 2001) (Santos y col., 2002)
Proteína desacoplante- 1 (UCP-1)	(Heilbronn y col., 2000)	(Schäffler y col., 1999)

Cuadro 2. Genes candidatos para resistencia a la insulina y Diabetes tipo 2. (Estudios de asociación más relevantes).

GENES CANDIDATOS	ASOCIACIÓN	
	SÍ	**NO**
VÍA DE SEÑALES DE INSULINA		
Sustrato de receptor de insulina 1 (IRS-1)	(Hribal y col., 2000) (Sigal y col., 1996)	(Armstrom y col., 1996)
Sustrato de receptor de insulina 2 (IRS-2)	(Mammarella y col., 2000)	(D'Alfonso y col., 2003) (Bernal y col., 1998)
Sustrato de receptor de insulina 4 (IRS-4)		(Almind y col., 1998)
METABOLISMO LÍPÍDICO Y MEDIADORES DE INSULINO RESISTENCIA		
TNF α	(Dalziel y col., 2002) (Fernández-Real y col., 1997)	(Koch y col., 2000); (Rasmussen y col., 2000a)
PC-1	(Gu y col., 2000) (Kubaszek y col., 2003)	(Rasmussen y col., 2000b) (Hegele y col., 2001)

Los tres miembros de la familia de proteínas Proteínas Desacoplantes de la Termogénesis (UCPs) están localizadas en la membrana interna de la mitocondria y juegan un papel muy importante en la regulación de la termogénesis a través del desacoplamiento energético de la fosforilación oxidativa en la cadena respiratoria mitocondrial (Schrauwen y col., 1999; Ukkola y col., 2001). Por otro lado, se ha descrito una interacción entre el gen del receptor β_3-adrenérgico y el gen de la UCP1 con respecto a la tasa metabólica basal, ganancia y pérdida de peso en sujetos obesos de población Finlandesa y Francesa (Clement y col., 1996; Sivenius y col., 2000). Sin embargo, en conjunto, hay datos que no apoyan una importante contribución de genes involucrados en la expresión de las moléculas de las proteínas desacoplantes en la predisposición genética para la obesidad y/o en la patogénesis del Síndrome Metabólico (Vidal-Puig, 2000; Arner, 2000).

Genes Adrenoreceptores. Esta familia de proteínas catecolamina-sensibles (β_2, β_3) estimula la lipólisis a nivel de la grasa visceral. Los genes que controlan su expresión se han postulado como potenciales genes candidatos para explicar la predisposición de formas comunes de obesidad en humanos, y más específicamente en favorecer los depósitos de grasa abdominal (Arner y col., 1999).

Receptor β_3-adrenérgico. El gen del receptor β_3-adrenérgico se encuentra ubicado en la región 8p12-p11.2 del cromosoma 8 y contiene 3 exones separados por 2 intrones, ha sido estudiado extensamente en muchas poblaciones. Allison y colaboradores (1998) han publicado un análisis crítico de varios estudios con resultados divergentes en cuanto al papel de este receptor en la obesidad humana. El receptor β_3-adrenérgico, seguramente juega un papel importante en el gasto energético a través de la estimulación de la termogénesis, mediada por la proteína desacoplante de la termogénesis (UCP1), en el tejido adiposo marrón de roedores (Giacobino, 2002) y la lipolisis en el tejido adiposo blanco tanto de roedores como de humanos (Large y col., 1998). Este receptor β_3 se expresa en el tejido adiposo marrón en roedores y también en la grasa visceral en humanos. Los agonistas del receptor β_3 activan la termogénesis *in vivo* así como en experimentos *in vitro*. Tres estudios realizados en tres poblaciones diferentes en el mismo año (1995) han descrito una mutación localizada en el codón 64 del dominio intracelular de este receptor dando lugar a una sustitución de triptófano por arginina en esa posición 64 (Trp64Arg). En estos estudios se encontró una asociación entre este polimorfismo Trp64Arg, obesidad visceral y otras alteraciones del Síndrome Metabólico (Strosberg, 1997; Arner y Hoffstedt, 1999). Este polimorfismo también ha sido asociado con alteraciones de su función lipolítica (Hoffstedt y col., 1999; Umekawa y col., 1999), una menor tasa metabólica basal (Walston y col., 1995) y una tendencia a una mayor ganancia de peso en individuos obesos (Clement y col., 1995), sin embargo en otros estudios no se han observado estas asociaciones (Rissanen y col., 1997; Buettner y col., 1998). A pesar de todas estas discrepancias, el gen del receptor β_3--adrenérgico todavía permanece como un posible gen candidato en sujetos obesos, debido a que esta mutación funcional altera la lipolisis estimulada por catecolaminas en las células grasas de humanos causando una disminución en la tasa metabólica basal. Además se ha descrito un efecto aditivo de este polimorfismo (Trp64Arg) junto con el –3826AG de la UCP1 en el desarrollo de obesidad (Clement, 1996; Evans y col., 2000a).[76,77,78,79,80,81]

El **receptor β_2-adrenérgico,** es el principal receptor lipolítico en el tejido adiposo blanco (Arner y Hoffsted, 1999). Varios polimorfismos en este gen, localizado en el cromosoma 5 (5p31-q32), han sido relacionados con alteraciones en la función de este receptor (Green y col., 1994; Liggett, 1997). A pesar de discrepancias encontradas, es posible que este polimorfismo en el gen del receptor β_2-adrenérgico juegue un papel importante en el fenotipo de algunas alteraciones metabólicas, como obesidad y Diabetes tipo 2.[82]

Factor de Necrosis Tumoral α (TNF- α). Este péptido es una citoquina con un papel bien conocido como mediador en la respuesta inflamatoria en adipocitos normales y en el músculo esquelético en sujetos no obesos, y se encuentra sobreexpresado en el tejido adiposo de sujetos obesos (Hotamisligil y col., 1994). Se ha demostrado que el TNF- α puede producir Resistencia a la Insulina al inhibir la autofosforilación de los residuos de tirosina en la subunidad β del receptor de insulina. Los resultados disponibles de la mayoría de estos estudios son poco convincentes.

Gen de Adiponectina. La adiponectina es una proteína específica del tejido adiposo presente en el plasma circulante cuyos niveles plasmáticos están inversamente correlacionados con la resistencia a la insulina (Ouchi y col 1999; Hotta y col., 2000; Weyer y col., 2001) y su expresión está reducida en presencia de obesidad (Arita y col 1999; Yang y col., 2001). Aunque las funciones de esta proteína no están totalmente conocidas, recientemente varios grupos han demostrado que modelos animales de obesidad y diabetes la administración de adiponectina incrementa la oxidación de ácidos grasos en el músculo, disminuye la producción hepática de glucosa y promueve la pérdida de peso, mejorando la sensibilidad a la insulina y la tolerancia a la glucosa (Fruebis y col., 2001; Yamaguchi y col., 2001; Berg y col., 2001; Combs y col., 2001).

Otros genes relacionados con Obesidad. Datos sobre mutaciones presentes en genes que controlan la expresión de péptidos implicados en la ingesta y de otros relacionados con los mecanismos del apetito-saciedad en el sistema nervioso central permanecen aún sin estudiar en profundidad. Entre los componentes orexigénicos, el neuropéptido Y (NPY) y otros relacionados con la proteína Agouti son de especial interés.

Una nueva hormona llamada resistina (Steppan y col., 2001), expresada y segregada específicamente por el tejido adiposo se ha postulado como nexo de unión entre obesidad y diabetes mellitus tipo 2. La expresión del gen de resistina (localizado en el cromosoma 19p13) y su secrección por el tejido adiposo está regulada por las tiazolidinodionas (fármacos antidiabéticos orales), que son ligandos específicos de los receptores activados por proliferadores de peroxisomas (PPAR), lo que podría explicar el efecto beneficioso de estos agonistas del PPAR sobre el estado de Resistencia a la Insulina (Steppan y col., 2001).

Genes Relacionados con la acción de la Insulina

Gen del Sustrato del Receptor de Insulina (IRS-1)

Entre otros de los muchos genes candidatos está el que codifica para el sustrato del receptor de insulina (IRS-1) (Pedersen, 1999), localizado en el cromosoma 2 (2q36). Este IRS-1 es miembro de una familia de proteínas que unen la fosforilación de la subunidad β del receptor de insulina activado con una cascada de señales, que conducen finalmente a los múltiples efectos metabólicos y no metabólicos de la hormona (Virkamäki y col., 1999). Se han identificado múltiples polimorfismos (Ura y col., 1996), uno de ellos Gly972Arg ha sido asociado a RI (Hribal y col., 2000) y a un mayor riesgo de desarrollar Diabetes tipo 2, incrementándose en el caso de sujetos obesos (Sigal y col., 1996). Los trabajos de genes que expresan otros miembros (IRS-2, IRS-3, IRS-4) (Pedersen, 1999) de la familia del sustrato de receptor de la insulina y otras moléculas de la cascada de señales de la insulina no son todavía muy concluyentes.

Genes de Enzimas Claves en el Metabolismo de la Glucosa

El gen de la glucógeno sintasa ha sido estudiado debido a su papel en el proceso de la síntesis de glucógeno, y debido a que en pacientes con Diabetes mellitus tipo 2 e incluso en individuos no diabéticos parientes de sujetos con resistencia a la insulina, presentan una deposición anómala de glucosa en forma de glucógeno en el músculo esquelético (Schalin-Jäntti y col., 1992). Varios polimorfismos en el gen de la glucógeno sintasa (Orho y col., 1995) han propuesto a este gen como otro de los posibles genes asociados a Diabetes mellitus tipo 2 y otros componentes del Síndrome metabólico (Groop y col., 1993; Orho y col., 1999; Fenger y col., 2000), aunque esto no ha podido ser confirmado en otros estudios (Rissanen y col., 1997).

Genes relacionados con la Sensibilidad/Resistencia a la Insulina

Familia de los PPAR Los receptores activados por proliferadores de peroxisomas (PPARs) son receptores nucleares pertenecientes a la familia de factores de transcripción activados por ligandos (Fajas y col., 1997; Auwerx, 1999). Los PPARs regulan la expresión de diversos genes implicados en el metabolismo de los lípidos y de la glucosa (Auwerx, 1999). El receptor PPAR es activado por ligandos naturales (ácidos grasos y prostanoides) y por ligandos de síntesis como las tiazolidinodionas (fármacos antidiabéticos orales) que se unen con una alta afinidad a este PPAR estimulando la diferenciación de los adipocitos, y mejorando la sensibilidad a la insulina *in vitro* (Berger y col., 1996; Berger y col., 1996; Sandouk y col., 1993). Se han descrito varias mutaciones en el gen del PPAR̃, algunas de las cuales están unidas a diabetes, obesidad y dislipemias (Ristow y col., 1998; Deeb y col., 1998; Stumvoll y col., 2002).

Glicoproteína de membrana (PC-1) La glicoproteína de membrana PC-1 es una proteína transmembrana con múltiples funciones bioquímicas y está presente en la mayoría de las células (Szanto y col., 2000). Esta PC-1 inhibe la actividad tirosin-quinasa del receptor de insulina y se ha observado que cuando está sobreexpresada podría jugar un papel en la Resistencia a la insulina.

El gen de glicoproteína de membrana PC-1 está organizado en 25 exones en el cromosoma humano 6q22-q23, en cuyo cromosoma también se han encontrado otros genes relacionados con diabetes (Duggirala y col., 2001).[(50)]

2.8.2. POLIMORFISMO GENÉTICO

El término polimorfismo se refiere a la presencia de dos o más formas de un gen en una población, con una frecuencia igual o superior al 1%. La variación genética da lugar a diferentes alelos que son las posibles formas alternativas de un gen. Un polimorfismo puede determinar o no diferencias fenotípicas, además de constituir en ocasiones marcadores moleculares de utilidad clínica. Los cambios en la secuencia de ADN pueden producirse en las regiones codificantes (exones) o no codificantes (intrones, regiones reguladoras, etc). Estrictamente se denomina polimorfismo a la existencia de dos o más variantes (alelos, fenotipos, variantes de secuencia, variantes de estructura cromosómica) a frecuencias importantes de la población. Los usos más laxos entre genetistas moleculares incluyen: 1) cualquier variante de secuencia que se encuentra a una frecuencia > 1% en una población, 2) cualquier variante de secuencia no patogénica, prescindiendo de la frecuencia.

Poligénico, se denomina cuando el carácter es determinado por la acción combinada de varios locus genéticos. La teoría poligénica matemática asume que hay demasiados locus, cada uno con un efecto pequeño.

2.8.3. Frecuencias Alélicas.

En genética de poblaciones, el principio de Hardy-Weinberg (PHW) (también equilibrio de Hardy-Weinberg o ley de Hardy-Weinberg) establece que la composición genética de una población permanece en equilibrio mientras no actúe la selección natural ni ningún otro factor y no se produzca ninguna mutación. Es decir, la herencia mendeliana, por sí misma, no engendra cambio evolutivo. Recibe su nombre del matemático inglés G. H. Hardy y del físico alemán Wilhelm Weinberg que establecieron el teorema independientemente en 1908.[(83)]

En el lenguaje de la genética de poblaciones, la ley de Hardy-Weinberg afirma que, bajo ciertas condiciones, tras una generación de apareamiento al azar, las frecuencias de los genotipos de un locus individual se fijarán en un valor de equilibro particular. También especifica que esas frecuencias de equilibrio se pueden representar como una función sencilla de las frecuencias alélicas en ese locus. En el caso más sencillo, con un locus con dos alelos **A** y

a, con frecuencias alélicas de p y q respectivamente, el PHW predice que la frecuencia genotípica para el homocigoto dominante **AA** es p^2, la del heterocigoto **Aa** es $2pq$ y la del homocigoto recesivo **aa**, es q^2. El principio de Hardy-Weinberg es una expresión de la noción de una población que está en "equilibrio genético", y es un principio básico de la genética de poblaciones.

Las suposiciones originales del equilibrio de Hardy-Weinberg (EHW) eran que el organismo en consideración:

- Sea diploide, y el carácter en consideración no esté en un cromosoma que tiene un número distinto de copias en cada sexo, como el cromosoma X en los humanos (es decir, que el carácter sea autosómico)
- Se reproduzca sexualmente, bien monoicamente o dioicamente
- Tenga generaciones discretas

Además, la población en consideración está idealizada, esto es:

- Existe apareamiento aleatorio en la población
- Tiene un tamaño infinito (o lo bastante grande para minimizar el efecto de la deriva genética)

y no experimenta:

- Selección
- Mutación
- Migración (flujo genético)

El primer grupo de suposiciones son un requisito de las matemáticas implicadas. Es relativamente sencillo expandir la definición del EHW para que incluya modificaciones de estas suposiciones, por ejemplo las de los caracteres ligados al sexo. Las otras suposiciones son inherentes al principio de Hardy-Weinberg.

Cuando se discuten varios factores, se utiliza una población de *Hardy-Weinberg* como referencia. No es sorprendente que estas poblaciones sean estáticas.

Una mejor, aunque equivalente, descripción probabilística del PHW es que los alelos de la siguiente generación para cualquier individuo se eligen aleatoria e independientemente unos de otros. Consideremos dos alelos A y a con frecuencias en la población de p y q respectivamente. Las distintas maneras de formar nuevos genotipos se pueden derivar utilizando un cuadro de Punnett, por el que la fracción en cada celda es igual al producto de las probabilidades de la fila y la columna.

Tabla 1: Cuadrado de Punnett para el equilibrio de Hardy-Weinberg

		Hembras	
		A (p)	a (q)
Machos	A (p)	AA (p^2)	Aa (pq)
	a (q)	Aa (pq)	aa (q^2)

Las tres posibles frecuencias genotípicas finales de la descendencia son:

- $f(\mathbf{AA}) = p^2$
- $f(\mathbf{Aa}) = 2pq$
- $f(\mathbf{aa}) = q^2$

Estas frecuencias se llaman frecuencias de Hardy-Weinberg (o proporciones de Hardy-Weinberg). Esto se consigue en una generación, y solo hace falta suponer un apareamiento aleatorio en una población de tamaño infinito.

A veces una población se crea juntando machos y hembras con distintas frecuencias alélicas. En este caso, la suposición de una sola población queda violada hasta la siguiente generación, de manera que la primera generación no tendrá equilibrio de Hardy-Weinberg. Las generaciones sucesivas sí tendrán equilibrio de Hardy-Weinberg.

Para el cálculo de frecuencias alélicas se aplica el principio de equilibrio de Hardy-Weinberg, el cual determina qué frecuencias deben observarse en la población para cada genotipo en función de las frecuencias de los alelos. En condiciones habituales, si la transmisión de los alelos de los progenitores a los descendientes es independiente y no ocurren fenómenos distorsionadores, como la aparición frecuente de nuevas mutaciones o la selección de alelos, la probabilidad de observar una combinación de alelos concreta (un genotipo) depende del producto de las probabilidades (frecuencias) de cada alelo.

Según la Ley de Hardy – Weinberg las clases de genotipos y sus frecuencias en cualquier generación de un grupo particular de personas (población) dependen de las clases de genotipos y sus frecuencias que se encuentran en los padres de la generación precedente de la población. Si aparecen en estos padres los tres genotipos AA, AA' y A'A', la proporción de cualquier genotipo dependerá de la frecuencia de los dos alelos. Así por ejemplo, si la mayoría de alelos son A, y solo unos pocos son A′, esperaríamos que más personas sean AA que AA′ o A′A

La composición de la población se ve afectada por:

- Fuerzas selectivas
- Mutación
- Sistemas de cruzamiento.

Los resultados del cruzamiento al azar:

- Mezcla de número iguales de AA y A'A'
- Mezcla de AA y A'A' en la proporción 9:1
- Mezcla de AA y A'A' en la proporción p:q

Para establecer la ley general designamos la proporción de los individuos AA de la población original por p, y la proporción de los individuos A'A' por q.

$$\rightarrow \quad p + q = 1$$

Ya que la suma de las dos clases de personas forman todo el grupo.

Así, la primera generación producida por la unión al azar de las dos poblaciones, contiene los tres genotipos AA, A A' y A'A' en la proporción:

$p^2: 2pq: q^2$

En la proporción de la descendencia AA se encuentra que

$p^n + 2 p^3p + p^2 q^2 = p^2(p^2 + 2 pq + q^2) = p^2(p + q)^2$

n= 4

Como $p + q = 1$, todo se reduce a p^2

En forma semejante: La proporción de los descendientes A A'

$2p^3q + 4 p^2q^2 + 2 pq^3 = 2pq(p^2 + 2pq+ q^2) = 2pq$

La proporción de los descendientes A'A' es:

$p^2q^2 + 2pq^3 + q^n = q^2 (p^2 + 2pq + q^2) = q^2$

De este modo las proporciones de los tres genotipos han permanecido iguales en la generación precedente:

$p^2: 2pq: q^2$

2.9. REACCION EN CADENA DE LA POLIMERASA (PCR).

Es una técnica In Vitro de amplificación exponencial enzimática de un segmento específico del ADN. Mediante la PCR se puede lograr millones de copias de secuencias de ADN específicas. El proceso de amplificación es rápido, sensible y análogo al fenómeno In vivo de la duplicación del ADN. La utilidad radica en las tres etapas: desnaturalización, hibridación y síntesis de ADN que se pueden repetir muchas veces simplemente cambiando la temperatura de la mezcla de reacción. En un proceso que consta de 20 – 35 ciclos, el fragmento de ADN molde se amplifica varios millones de veces. En teoría sólo se necesita una copia de la secuencia original para producir en una hora suficiente ADN para el análisis de la secuencia y su caracterización molecular respectiva. (Componentes y procedimiento, en el ANEXO Nº 11)

2.10. POLIMORFISMO DE LONGITUD DE FRAGMENTOS DE RESTRICCIÓN (RFLP). El término polimorfismo, en genética, se refiere a la presencia de dos o más formas de un gen en una población, con una frecuencia igual o superior al 1 %. La variación genética da lugar a diferentes alelos que son las posibles formas alternativas de un gen. Un polimorfismo puede determinar o no diferencias fenotípicas, además de constituir en ocasiones marcadores moleculares de utilidad clínica. Los cambios en la secuencia de ADN pueden producirse en las regiones codificantes (exones) o no codificantes (intrones, regiones reguladoras, etc).

En la población humana hay millones de diferencias de una sola base. Cada ser humano difiere de otro en aproximadamente 1 pb de cada 1000. De estas pequeñas diferencias genéticas procede la diversidad humana de la que todos somos conscientes -diferencias en el color del pelo, en la visión, en las alergias a los medicamentos, en el número de pie e incluso (en grado desconocido) en el comportamiento-. Algunas diferencias de una sola base, conocidas como polimorfismos de un solo nucleótido SNP están asociados a determinadas poblaciones humanas y pueden suministrar información sobre migraciones que ocurrieron hace miles de años y sobre nuestro pasado evolutivo más lejano.[66]

Varias técnicas pueden ser aplicadas para explorar variantes en los genes candidatos, como por ejemplo: el análisis de "*single-strand conformation polymorphism*" (SSCP) y secuenciación directa para la búsqueda de nuevas variantes en genes candidatos, el análisis de polimorfismos de longitud de los fragmentos de restricción (RFLP) o los marcadores de microsatélites usados para estudiar variantes conocidas que están dentro o próximas a los genes candidatos de interés.

El Polimorfismo de longitud de fragmentos de restricción (RFLP) es un marcador genético que consiste en tamaños variables de fragmentos de restricción alélicas que resultan de un polimorfismo de secuencia de ADN. Los RFLP se valoraron originalmente mediante Southern blotting, pero en la actualidad por lo general con PCR. Dos tipos básicos de polimorfismo son factibles de genotipificarse por medio de métodos simples: 1) polimorfismo de sitio de restricción o polimorfismos de nucleótidos únicos (SNP), y 2) polimorfismos de número variable de repetición tándem (VNTR).

1) Los **Polimorfismos de un solo nucleótido**, o **SNP**, es utilizado como marcador para estudiar la susceptibilidad a enfermedades frecuentes y para detectarlos se diseñó una variedad de métodos automatizados (de genotipificación de alto rendimiento). Un subgrupo de SNP origina una pérdida o una ganancia de un sitio de restricción (polimorfismo de sitio de restricción o (SNP) y con frecuencia se tipifican a pequeña escala por métodos de genotipificación simples. Como se ha dicho en el pasado los SNP se tipificaban mediante hibridación Southern con una sonda cercana para detectar el fragmento de restricción alterado y cuando este tipo de valoración se usaba los SNP se describían como polimorfismos de longitud de fragmentos de restricción (RFLP). Sin embargo en la actualidad es más sencillo emplear un método basado en PCR para tipificar un SNP; se diseñan cebadores a partir de secuencias que flanquean el sitio de restricción polimórfico y el producto amplificado se corta con la enzima de restricción apropiada y se fracciona de tamaño mediante electroforesis de gel de agarosa. Pequeñas diferencias que pueden estar representadas por tan solo una base de aminoácidos, en una determinada región del gen, son capaces de generar respuestas distintas a la enfermedad. Estas variaciones o "polimorfismo" (SNP) son la base para la aplicación individualizada del análisis genético. Un SNP es una secuencia de ADN es una combinación lineal de cuatro nucleótidos; comparando dos secuencias, posición a posición, cuando se encuentra que existe alguna diferencia en los nucleótidos en la misma posición, eso es SNP. Se estima que

comparando la secuencia de dos ADN humanos se encontrará un SNP cada 1000-2000 nucleótidos, existiendo alrededor de 3.2 mil millones de nucleótidos en el genoma humano, lo cual representa la existencia de 1.6 - 3.2 millones de SNP. Se ha diseñado un mapa de 1.42 millones de SNP. El principal uso del mapa de SNP será la contribución individual de cada gen a las enfermedades que tienen bases complejas y que involucran varios genes. [(67)]

2) La genotipificación de polimorfismos de número variable de repetición tándem (VNTR) aplicada a polimorfismo microsatélite es un tipo de VNTR en el que el tamaño del arreglo y el de las repeticiones tándem son cortos y por tanto resulta conveniente llevar a cabo la tipificación mediante PCR. Los cebadores se diseñan a partir de secuencias que se sabe que flanquean un locus microsatélite específico, lo que permite las amplificaciones mediante PCR de alelos cuyos tamaños varían por unidades integrales repetidas. A continuación los productos de la PCR pueden fraccionarse de tamaño mediante electroforesis de gel de poliacrilamida. En condiciones normales la PCR incluye un precursor nucleótido radioactivo o fluorescente que se incorpora en los productos de la PCR se desnaturalizan antes de la electroforesis para asegurar el fraccionamiento de alelos de tamaño adecuado. Los polimorfismos de VNTR minisatélite suelen tipificarse mediante hibridación Southern. El ADN se digiere con una(s) enzima(s) de restricción que se sabe corta(n) en sitios de flanqueo cercanos a la secuencia VNTR importante. Esto produce un fragmento de restricción que contiene el VNTR aunado a la secuencia única de ADN vecino. Una sonda obtenida de la última secuencia puede detectar la variación

de longitud como un polimorfismo de longitud de fragmento de restricción (RFLP).

2.11. ENZIMAS DE RESTRICCIÓN

Las enzimas de restricción son producidas por microorganismos. Una enzima de restricción (o endonucleasas de Restricción) es una enzima que puede reconocer una secuencia característica de nucleótidos dentro de una molécula de ADN y cortar el ADN en ese punto en concreto, llamado sitio o diana de restricción, o en un sitio no muy lejano a éste, dependiendo de la enzima. Los sitios de restricción cuentan con entre 4 y 12 pares de bases, con las que son reconocidos. El sitio de reconocimiento, donde reconocen secuencias palindrómicas (secuencias que se leen igual en ambas direcciones), el mecanismo de corte de DNA se realiza a través del rompimiento de 2 enlaces fosfodiester en la doble hebra, lo que da lugar a dos extremos de DNA. Éstos pueden ser romos (cuando los enlaces rotos coinciden) o Cohesivos/escalonados. Estos últimos tienen tendencia a volver a unirse de modo espontáneo, ya que los extremos se pueden unir a otros extremos coincidentes que pueda haber en la cercanía (Apareamiento de Watson & Crick). [84]

Las enzimas de restricción que a pesar de ser distintas y provenir de distintas especies, tienen la misma secuencia de reconocimiento y dejan el mismo extremo cohesivo, pero no cortan en el mismo sitio, son llamadas Isoesquizómeros.

El Premio Nobel de Medicina de 1978 fue concedido a los microbiólogos Werner Arber, Daniel Nathans y Hamilton Smith por el descubrimiento de las endonucleasas de restricción lo que condujo al desarrollo de la tecnología de ADN recombinante. El primer uso práctico de su trabajo fue la manipulación de la bacteria *E. coli* para producir insulina humana para los diabéticos.

Uno de los campos en los que el uso de enzimas de restricción ha tenido mayor implicación ha sido el diagnóstico de enfermedades genéticas relacionadas con cambios en la secuencia del ADN, ya sean mutaciones puntuales, inserciones o delecciones de fragmentos. Si éstas se producen en un sitio de reconocimiento de la enzima de restricción, al producirse eliminarán o agregarán nuevos sitios de corte. Al aplicar esta enzima al gen de una persona sana y una enferma se deberían observar distintas cantidades de fragmentos para cada caso en una electroforesis.

Existen, en general, 3 sistemas de enzimas de restricción: Tipo 1: Una sola enzima (con 3 subunidades) tiene actividad de restricción (corta) y modificación (metila). Al reconocer la secuencia específica de DNA corta al azar en sitios distintos al sitio de reconocimiento, ya sea aguas arriba o aguas abajo. El corte deja extremos cohesivos. Necesitan de ATP para moverse en el DNA, desde el lugar de reconocimiento hasta el sitio de corte (unas 1000 pares de bases aproximadamente), además de SAM (S-adenosil-metionina) y Mg^{++} como cofactores. Tipo 2: Solo tienen actividad de restricción. Otras enzimas llevan a cabo la metilación. El corte es efectuado en el sitio de reconocimiento, o bien, cerca de él, por lo que el corte es resistente y predecible. Por esta característica es que son muy utilizadas para clonación de genes, ya que al cortar en sitios específicos se pueden recuperar secuencias conocidas. Sólo requieren Mg^{++} como cofactor, no necesitan de ATP. Tipo 3: Se utiliza una enzima oligomérica que realiza todas las actividades enzimáticas. Tienen función de restricción y modificación. Cortan de 25 a 27 pares de bases lejos del sitio de reconocimiento, dejando extremos cohesivos. Requieren dos secuencias de reconocimiento en orientación opuesta en la misma cadena de DNA. Necesitan ATP, Mg^{++} y SAM (S-adenosil-metionina) como cofactores.

Hay otros sistemas de restricción descubiertos actualmente, como el sistema tipo 4 de *E. coli* (*Eco*571) que consta de una sola enzima que corta únicamente DNA metilado en una secuencia específica, y que además metila.

La mayoría de enzimas de restricción tipo 2 poseen sitios de reconocimiento que constan de cuatro, seis u ocho pares de bases y cortan la molécula en esos lugares.

Nomenclatura: el nombre de cada enzima de restricción esta asignado según el origen bacteriano de la misma. La nomenclatura utilizada para denominar estas enzimas consiste en: **1°**. Tres letras que corresponden al nombre científico del microorganismo (ej. *Escherichia coli* (Eco); *Haemophilus influenzae* (Hin)); y por ello las tres primeras letras del nombre se escriben en cursiva. **2°**. La cepa o estirpe si la hubiese (ej. Eco **R**, aislada de la cepa "**R**Y13" de E. coli) **3º**. En números romanos, un número para distinguir si hay más de una endonucleasa aislada de esa misma especie. No confundir con el tipo de enzima de restricción. **4º**. Todas deberían llevar delante una R de restricción o un M de metilasa según la función de la enzima, pero generalmente se omite.

III. PARTE EXPERIMENTAL

Para determinar la frecuencia del polimorfismo Trp64Arg en el gen β_3-adrenérgico, dislipidemia, el control metabólico glucémico, y el sobrepeso u obesidad, se procedió de la siguiente forma:

3. 1. SUJETOS DE EXPERIENCIA:

De un total de 235 se estudiaron a 72 sujetos que tenían diagnóstico clínico de Diabetes tipo 2, y a 21 personas aparentemente sanas como grupo control, de ambos géneros, con edades entre 30 y 70 años. Casi todos los sujetos participantes en este estudio han nacido y/o viven en la localidad de Sullana – Piura (Perú). Con este fin y de acuerdo a las normas de Helsinski se les dio una charla previa e informó a los participantes sobre los alcances del estudio y se les solicitó su autorización escrita, para participar en el. El estudio contó con la orientación de personal Médico del Hospital Base de esta provincia.

3. 1.1. Características geográficas de la ciudad de Sullana

La ciudad de Sullana, es la capital de la provincia del mismo nombre. Se ubica a 04°53'18" de latitud sur y 80°41'07" de longitud oeste, a una altura de 60 m.s.n.m., a la margen izquierda del río Chira y situada a 39 km. al nor-oeste de la ciudad de Piura. Sullana es una de las 08 provincias del Departamento de Piura, hoy Región Piura, ubicada a aproximadamente 1 000 Km al Norte de Lima (Perú), fue creada el 04 de noviembre de 1911, cuenta con una extensión de 5 423.61 Km^2, según el

Instituto Geográfico Nacional limita con el Ecuador por el norte, por el sur con la provincia de Piura, por el este con Ayabaca y por el oeste con la provincia de Paita. Esta localidad es llamada también "La perla del Chira", en razón de que el río "Chira" que nace en la cordillera de los andes, la cruza en todo su territorio formando el valle del río Chira, convirtiéndose en la despensa de agua para impulsar la agricultura, una de las actividades importantes de la provincia. Tiene una población estimada al 2003 de 262 848 habitantes de los cuales 128 688 son hombres y 134 160 mujeres. El clima, por su cercanía a la zona ecuatorial, es tropical predominantemente con una temperatura media de 24 °C, llegando la máxima en enero y febrero casi a los 35 °C y la mínima a los 15 °C. La humedad relativa promedio es de 70%, aunque en el verano, por el microclima en el valle puede llegar a 90%. Sus pobladores, en su mayoría, son personas de rasgos mestizos, descendientes de las culturas preincas tales como "Los tallanes" que se asentaron hace muchos años en este valle.

3.1.2. Características culturales de su población

Las actividades principales de la población son: el comercio, la agricultura y las mujeres en su mayoría son amas de casa. Sus hábitos alimenticios son el consumo de dietas hipercalóricas, ricas en carbohidratos y grasas (arroz, yuca, plátanos, camote, pan, maíz, papa, chicha de maíz, además del consumo de carnes de chancho, bovino y ovino). Asimismo, si bien los platos que se preparan y consumen en la zona son: "el cabrito", "seco chavelo", "estofados", "copus", etc, en la mesa está siempre presente el pescado (caballa, jurel, bonito, tollo, cojinova, mero, etc) preparado como "ceviche"(pescado cocido con el zumo del verde limón de la zona), planteándose la situación de esclarecer los niveles nutricionales de esta preparación, que al parecer no son mejores que el pescado en "sudado" o "frito". Por lo que, es común observar a un buen porcentaje de sus pobladores en sobrepeso u obesidad o aumentada la distribución de su grasa corporal.

3.2. OBTENCIÓN DE LA MUESTRA BIOLÓGICA

Las muestras de sangre fueron obtenidas en la ciudad de Sullana, entre el 14 de Octubre de 2007 y 02 de Noviembre de 2008. Completando datos e información de las personas de estudio entre 12 Abril al 03 Mayo de 2009. La primera charla se realizó en el auditorium del Hospital de Sullana en coordinación con el MC. Gerásimo Alvarez Ato y M.C. Endocrinólogo Anselmo Córdova. A los pacientes y controles, se les describió los alcances del estudio y se les solicitó su autorización escrita (normas de Helsinski). Luego, en ayunas se obtuvo la muestra de sangre. Las personas con diabetes tipo 2 motivo del estudio, tenían diagnóstico clínico de Diabetes tipo 2 y en su mayoría tenían tratamiento médico, aproximadamente un 90% viene siendo tratada con hipoglicemiantes orales, un 2% había pasado a insulinoterapia y un aproximadamente 8% se controlaba con productos vegetales como yacón, hercampure, hojas de guanábana, etc. Se les anotaba sus datos personales e historial de enfermedad (según ficha adjunta), pesaba, tallaba para luego extraerles de la vena cefálica, basílica o media del antebrazo una muestra sanguínea de 15 ml, la que era colocada en dos tubos: 6 ml con anticoagulante EDTA para extracción y purificación de ADN y 9 ml con anticoagulante heparina para las determinaciones bioquímicas: glucemia, hemoglobina glicosilada, perfil lipídico. Las muestras fueron acondicionadas para el transporte en dispositivos para conservarlas refrigeradas y se separó el plasma de los elementos formes de las muestras obtenidas para evitar hemólisis por el movimiento del transporte. Asimismo, "in situ", utilizando un equipo semicuantitativo (glucómetro de tiras reactivas semicuantitativas de la empresa Roche), se determinó la glucemia, valor a ser usado como referencia.

3.3. MÉTODOS DE LABORATORIO

3.3.1. Análisis de los polimorfismos Trp64Arg del gen del receptor β_3-adrenérgico por PCR – RFLP.

93 sujetos participaron en el estudio; 72 diabéticos tipo 2 y 21 controles con edades comprendidas entre 35 a 70 años de edad, aleatorizados de la población de la ciudad de Sullana. El estudio se llevó a cabo: a) En el Instituto Peruano de Biología Molecular (IPBM), para la obtención y purificación del ADN a partir de los leucocitos de las muestras sanguíneas obtenidas con EDTA, utilizando un kit de reactivos descrito en el anexo Nº 11; b) Detección del Polimorfismo Trp64Arg, se realizó en el laboratorio de Biología Molecular de la Facultad de Medicina de Veterinaria - UNMSM, utilizando las técnicas moleculares de amplificación del ADN por Reacción en Cadena de la Polimerasa

(PCR), seguida de la digestión del amplificado por la enzima de restricción MvaI, según técnica de Restricción de Fragmentos Polimórficos de Longitud (RFLP). (85,86,87,88,89,90,91,92,93,94)

3.3.1.1. Extracción y purificación de ADN genómico

Para el aislamiento del ADN genómico de sangre total se utilizó el "Kit Miniprep (AxyPrep) para ADN genómico de sangre total" de AXYGEN scientific, método que se basa en la eficiente liberación del ADN genómico de la sangre entera anticoagulada por una lisis especial de células y precipitación de hemo/proteínas con buffer AP1, unido a la adsorción selectiva de ADN genómico por una columna especial AxyPrep. El ADN genómico purificado es eluído con un Tris buffer bajo de sal que contiene 0.5 mM de EDTA, que aumenta la solubilidad del ADN y ayuda a proteger al ADN de alto peso molecular de subsecuente degradación de nucleasas. El ADN genómico de la sangre es aislado directamente de los glóbulos blancos (WBC) componente de la sangre total, sin la necesidad de remover los glóbulos rojos de la sangre (RBCs) previamente. Este kit puede también ser usado para extraer ADN de sangre seca. ADN viral, ARN viral y ADN mitocondrial podría también ser eficiente en la co-purificación del ADN genómico. El buffer AP1 destruye eficientemente cualquier bacteria y virus presente en la muestra de sangre, de tal modo que reduce el riesgo potencial de estos agentes infecciosos.

El Procedimiento, reactivos, precauciones, equipamentos y materiales requeridos para la extracción y purificación de ADN genómico se adjunta en el ANEXO Nº 10.

La concentración de ADN promedio obtenido fue de 30 a 40 ng/µl, y de 5 a 10 µl de solución de ADN por muestra de 3 a 5 ml de sangre total, requiriéndose para realizar cada reacción de 20 a 100 ng. Algunas pocas muestras presentaron insuficiente concentración de ADN lo cual podría deberse a deficiencias en la extracción y/o conservación de las muestras de sangre permitiendo la lisis y activación de nucleasas que destruyen el ADN, otra razón sería la inadecuada manipulación de la muestra en la etapa de extracción del ADN. La extracción y purificación de ADN es una etapa muy importante ya que de la pureza e integridad del ADN va a depender la calidad de la RFLP y la validación de los resultados del polimorfismo.

La cuantificación de los ácidos nucleicos se llevó a cabo en un espectrofotómetro, tomando las medidas de absorbancia a longitudes de onda 260 y 280 nm. Para el ADN la concentración fue calculada respecto a la medida A_{260} corresponde a 50 µg. La relación de las medidas a A_{260}/A_{280} muestra una estima de la pureza del ácido nucleico extraído, de forma que se considera un alto grado de pureza cuando esta relación se encuentra entre 1.7-1.9

Condiciones de la PCR – RFLP

Una vez obtenido el ADN genómico, se prosiguió con la amplificación por reacción en cadena de la polimerasa (PCR) de un segmento de 210 pb que contiene el codón 64 del gen del receptor β_3-adrenérgico.

3.3.1.2. Reacción en Cadena de la Polimerasa (PCR) (ANEXO Nº 11)

La PCR fue llevada a cabo en un volumen de 20 microlitros que contenían: 50 nanogramos de ADN genómico, se amplificó el segmento de 210 pb que contiene el codón 64 del receptor β_3-adrenérgico, 10 picomoles de cada primer BSTNUP (5′-CGCCCAATACCGCCAACAC-3′) y BSTNDOWN (5'CCACCAGGAGTCCCATCACC), 200 uM de dNTP, 1.5 mM de Cloruro de Magnesio, 10 mM. TRIS-HC1 (pH: 9.0); 50 mM. ClK; y 0,5 Unidades de Taq DNA polimerasa.

Las reacciones de PCR se llevaron a cabo según las siguientes condiciones en el termociclador Applied Biosystems 2720 thermal cycler.

94º C (desnaturalización inicial), 3 min.

94º C (desnaturalización), 30 seg.

63º C (hibridación), 30 seg.

72º C (síntesis), 30 seg.

72º C (síntesis final), 4 min.

Los iniciadores "primers" permiten amplificar un fragmento del gen del receptor β_3-adrenérgico que incluye un sitio de restricción para la enzima MvaI.

10 microlitros del producto amplificado de 210 pb (amplicón) se analizó mediante electroforesis en geles de agarosa al 2%, teñido con bromuro de etidio y visualizado en un trasiluminador de luz ultravioleta a 260 nm.: Se utilizó un voltaje de 80 V 100 mili Amperios por 2 hrs. (95,96)

3.3.1.3. Digestión con enzimas de restricción (RFLP)

Una vez verificado el amplicón se tomaron 10 microlitros y se sometió a digestión con 5 unidades de la enzima de restricción MvaI (obtenida de *Micrococcus varians*, Cod. FERMENTAS: ER0551), una enzima restrictiva específica para la secuencia TTCGAA, dando como resultado fragmentos de 99, 62, 30, 12 y 7 pb para homocigotos Trp64Trp; de 161, 99, 62, 30, 12 y 7 pb para heterocigotos Trp64Arg; y de 161, 30, 12 y 7 para homocigotos Arg64Arg

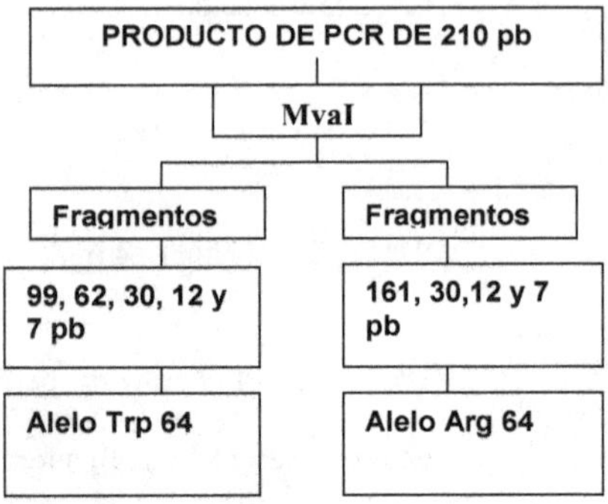

Figura 3. Esquema de la detección del polimorfismo Trp64Arg del gen del receptor β_{3}- adrenérgico

3.3.1.4. Electroforesis en gel de agarosa

Luego fueron separados por electroforesis a través de un gel de agarosa al 2.5 % y visualizado con revelador de bromuro de etidio. Se tomó la foto con el equipo nuevo

3.3.1.5. Análisis de los fragmentos de restricción: Análisis de los alelos

La visualización de los fragmentos de ADN digeridos se realizó mediante electroforesis en geles horizontales de agarosa al 4 %, y tinción con bromuro de etidio. [97]

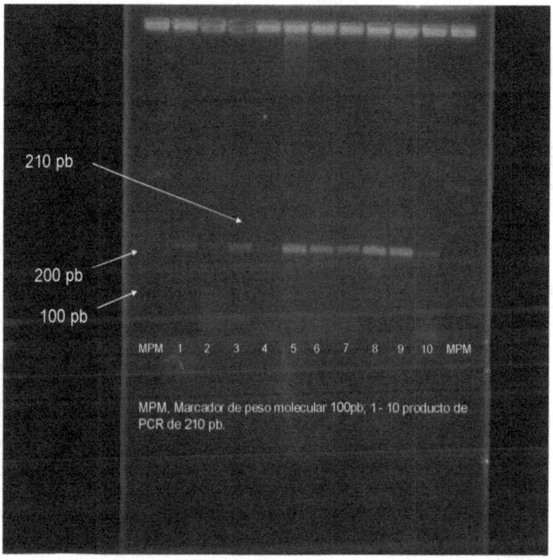
210 pb
200 pb
100 pb
MPM 1 2 3 4 5 6 7 8 9 10 MPM
MPM, Marcador de peso molecular 100pb; 1 - 10 producto de PCR de 210 pb.

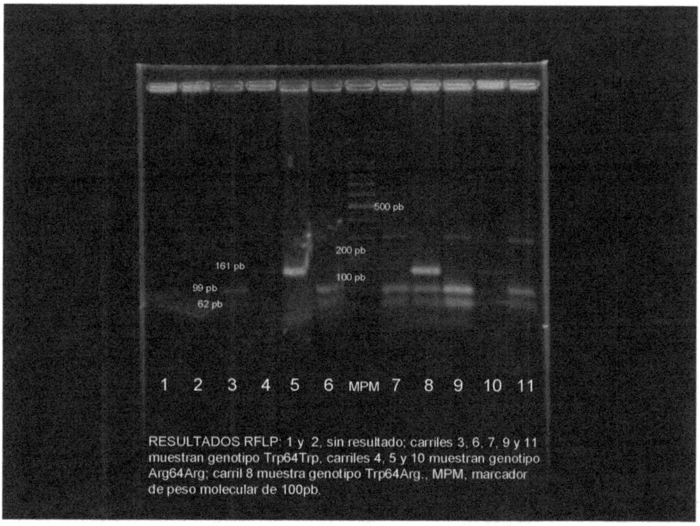
500 pb
200 pb
161 pb
100 pb
99 pb
62 pb
1 2 3 4 5 6 MPM 7 8 9 10 11
RESULTADOS RFLP: 1 y 2, sin resultado; carriles 3, 6, 7, 9 y 11 muestran genotipo Trp64Trp, carriles 4, 5 y 10 muestran genotipo Arg64Arg; carril 8 muestra genotipo Trp64Arg., MPM, marcador de peso molecular de 100pb.

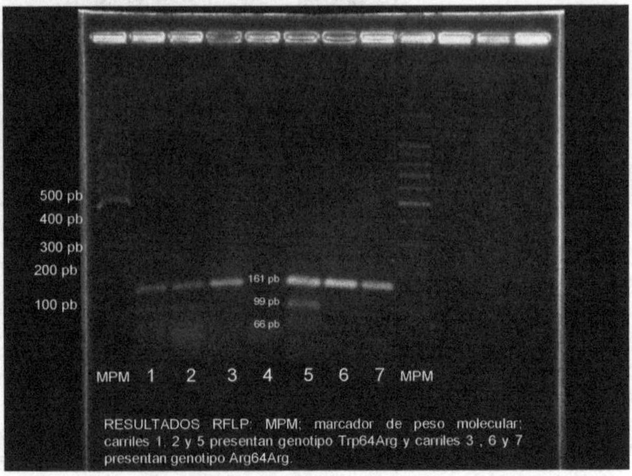

3.3.1.6. Características de los equipos utilizados:

Fuente de poder: Hybaid PS 250; Espectrofotómetro Génesis 10UV Thermo Electrón Corporation; Applies Biosystems 2720 thermal cycler; Microcentrifuga Mikro Hettich Zentrifugen; Transiluminador Cleaver Scientifiec Ltd.

El análisis de los resultados, se realizó utilizando el programa SPSS v 15.

3.3.2. Determinación de glucemia.

Se usó el método enzimático de Trinder (Glucosa Oxidasa/Peroxidasa)

Fundamento: La glucosaoxidasa presente en el reactivo liofilizado transforma al sustrato glucosa del plasma sanguíneo en ácido glucónico y peróxido de hidrógeno. Este H_2O_2 en presencia de otra enzima liofilizada del reactivo (peroxidasa) y en presencia de fenol + amino-4-antipirina, forma un cromógeno (color grosella) y agua, en proporción a la cantidad de glucosa presente en el plasma sanguíneo del paciente, medible a 500 nm en espectrofotómetro

GLUCOSA+ H_20 + O_2 $\xrightarrow{\textit{Glucosa oxidasa}}$ ACIDO GLUCÓNICO + H_2O_2

H_2O_2 + FENOL + AMINO-4-ANTIPIRINA $\xrightarrow{\textit{Peroxidasa}}$ CROMÓGENO + H_20

Procedimiento: **ANEXO Nº 13**

3.3.3. Determinación de hemoglobina glicosilada:

Para evitar interferencias en el desarrollo de la prueba, se colectó muestras sanguíneas en ayunas, así se evitó la lipemia y presencia de bilirrubina, las cuales interfieren con los métodos de intercambio de iones.

Método Cromatográfico: Resina de Intercambio Catiónico

Se procesó las muestras sanguíneas de diabéticos colectadas en EDTA (los valores fueron expresados en porcentaje de hemoglobina total, con 95% de intervalos de confianza). Adicionalmente, se procesó muestras de personas como controles.

Fundamento: Una preparación hemolizada de sangre se mezcló de manera continua por espacio de 5 minutos utilizando una resina de intercambio catiónico de enlace débil. Durante este tiempo la HbAo (Hemoglobina no glicosilada) se enlaza a la resina. Posterior al período de mezclado, se utilizó un filtro para separar de la resina el sobrenadante que contiene la Hemoglobina glicosilada (fracción rápida). Más del 80 % de la fracción lábil de la Hemoglobina glicosilada es removida durante la fase de separación en este procedimiento debido a la inclusión del sistema de buffer fosfato.

El porcentaje de Hemoglobina glicosilada se determinó por medio de la medición de la absorbancia a 415 nm (de 405 a 420 nm se considera aceptable) de la fracción de Hemoglobina glicosilada y la fracción total de la Hemoglobina. El rango de dos absorbancias es proporcional al porcentaje de la Hemoglobina glicosilada.

Procedimiento, se adjunta en el ANEXO Nº 14

Basados en los niveles de Hb G hallados, los diabéticos fueron clasificados en una de las tres categorías de control metabólico de glucosa: Hb G < 8,5% (buen control), 8,5-10% (aceptable control) y >10% (mal control)

3.3.4. Determinación del Índice de Masa Corporal (IMC)

El Índice de Masa Corporal (IMC) se calculó según fórmula de Quetelet (peso en Kg entre el cuadrado de la talla en metros).

3.3.5. Determinación del Perfil lipídico

Colesterol total (CT)

Se realizaron mediante determinación enzimática de Trinder (colesterol oxidada, peroxidasa) (Wiener). Se basa en que los esteres de colesterol por acción de una lipasa específica forma colesterol y ácidos grasos, el colesterol en presencia de O_2 por acción de la enzima CHOD forma colesten-3-ona más peróxido de hidrógeno, el cual por acción de la enzima POD en presencia de fenol y 4-aminofenazona forma una quinona coloreada más agua proporcional a la cantidad de colesterol presente en el plasma del paciente. Valor de referencia menor o igual a 200 mg/dl (5.2 mmol/l).

Triglicéridos (Triglic)

Determinación mediante método enzimático colorimétrico (Wiener). Se fundamenta en que los triglicéridos son hidrolizados enzimáticamente por una lipasa específica, produciendo glicerol y ácidos grasos. El glicerol se oxida con ácido peryódico a formaldehido, que se cuantifica colorimétricamente a 410 nm como 3,5-diacetil-1,4-dihidrolutidina. Valor de referencia menor o igual a 200 mg/dl (2.3mmol/l).

Colesterol-HDL (HDL-C)

Método: Enzimático colorimétrico. Se determinó en el sobrenadante previa precipitación de las VLDL, LDL y quilomicrones con ácido fosfotungstico en presencia de iones de magnesio y determinación enzimática en el sobrenadante del HDL - colesterol (HDL-C, Wiener), donde se realiza la determinación del colesterol ligado a las mismas, empleando el sistema enzimático Colesterol Oxidasa/Peroxidasa con colorimetría según Trinder (Fenol/ 4 AF). Intervalo de referencia de 35 - 120 mg/dl [> 35 mg/dl (0.9 mmol/l)].

Colesterol-LDL (LDL-C)

Se estimó mediante la fórmula de Friedewald, excepto cuando los triglicéridos excedían de 400 mg/dl.

LDL-C = CT-((Triglicéridos/5)+HDL)

Colesterol –VLDL (VLDL-C)

Se estimó mediante la fórmula VLDL-C = Triglicéridos /5

Lípidos Totales.

Se determinaron mediante el Método Colorimétrico Vainillico (IM. LAB), que se fundamenta en que los lípidos contenidos en el suero, al ser calentado con ácido sulfúrico son oxidados a cetonas que al reaccionar con el reactivo de fosfo-vainilina producen un color rosado, cuya intensidad es proporcional a la cantidad de lípidos totales, que se mide fotocolorimetricamente. Los valores referenciales propuesto para adultos sanos de ambos géneros son: 400 – 800 mg/dl hasta menos de 60 años; 400 – 900 mg/dl, de 60 – 70 años y de 400 – 1000 mg/dl para mayores de 70 años

3.4. EQUIPOS Y MATERIALES PARA PCR-RFLP (ANEXO 12)

IV. RESULTADOS

De una población de 235 personas que asistieron para esta evaluación, estudiamos a 93 sujetos, 72 diabéticos tipo 2, y 21 controles de ambos géneros, con edades entre 30 y 70 años de la ciudad de Sullana – Piura (Perú). Determinamos la frecuencia del polimorfismo Trp64Arg en el gen del receptor β_3-adrenérgico, parámetros bioquímicos y medidas antropométricas de diabéticos tipo 2 y controles. Para el análisis de los resultados, se utilizó el programa Statistical Package for the Social Sciences (SPSS) v 15. Los resultados fueron evaluados con Estadística Descriptiva y Asociación. La prueba Chi cuadrado (Chi-Square Tests), apoyó la prueba de Equilibrio de Hardy-Weinberg, y se calculó el ratio ODDS a fin de apreciar en los sujetos de estudio, la influencia del polimorfismo Trp64Trp y Arg64Arg en la prevalencia de esta enfermedad o en los niveles de: glucemia, Hb-G, lípidos e Índice de Masa Corporal. Además, para el análisis estadístico de los resultados se aplicó la prueba *t* de Student. Y mediante los gráficos de Tukey se observó la dispersión de cada una de las variables bioquímicas en cada uno de los grupos: diabéticos y control en los respectivos polimorfismos.

En el **ANEXO 1,** se presenta la relación global de personas con Diabetes tipo 2 (DMNID), con datos de Género (M, F), Edad, Glucemia, Hb-G, Col. Total, HDL-C, LDL-C, Triglic., L. Totales, IMC.

El **ANEXO 2,** contiene la relación de Diabéticos con genotipo nativo Trp64Trp

El **ANEXO 3**, contiene la relación de Diabéticos con polimorfismo Trp64Arg

El **ANEXO 4**, contiene la relación de Diabéticos con genotipo Arg64Arg.

En el **ANEXO 5,** se presenta la relación global de los controles, con datos de Género (M, F), Edad, Glicemia, Hb-G, Col. Total, HDL-C, LDL-C, Triglic., L. Totales, IMC,

En el **ANEXO 6**, contiene la relación de Controles con genotipo nativo Trp64Trp

El **ANEXO 7**, contiene la relación de Controles con polimorfismo Trp64Arg

El **ANEXO 8**, contiene la relación de Controles con el genotipo Arg64Arg.

El **ANEXO 9**, contiene Ficha Clínica para Diabetes tipo 2 DMNID y controles y hoja de consentimiento informado

El **ANEXO 10**, Procedimiento para Extracción y Purificación ADN genómico

El **ANEXO 11**, Procedimiento para la Reacción en Cadena de la Polimerasa

El **ANEXO 12**, Equipos y Materiales para PCR-RFLP

El **ANEXO 13**, Procedimiento para la determinación de Glucemia

El **ANEXO 14**, Procedimiento para la determinación de la Hb-G

El **ANEXO 15,** Gráficas de comparación entre genotipos vs. variables bioquímicas en diabéticos.

El **ANEXO 16,** Gráficas de comparación entre genotipos vs. variables bioquímicas en controles.

El **ANEXO 17,** Gráficas de asociación entre genotipos vs. parámetros bioquímicos en diabéticos

4.1. FRECUENCIAS GENOTÍPICAS EN EL GEN DEL RECEPTOR β3-ADRENÉRGICO EN DIABÉTICOS Y CONTROLES.

Tabla Nº 1. Frecuencias y porcentajes de Genotipos en el gen **β3-AR** en grupos de diabéticos y controles

Genotipos β3-AR	Diabéticos tipo 2		Controles	
	Número de genotipos	**Frecuencia genotípica (Porcentaje)**	**Número de genotipos**	**Frecuencia genotípica (Porcentaje)**
Trp64Trp	44	0.61 (61,1%)	12	0.57 (57,1%)
Trp64Arg	20	0.27 (27,8%)	3	0.14 (14,3%)
Arg64Arg	08	0.11 (11.1%)	6	0.28 (28,6%)
Total	72	100,0%	21	100,0%

fig. 1 PORCENTAJE DE FRECUENCIAS DE GENOTIPOS β3-AR EN LOS GRUPOS DE CONTROL Y DIABÉTICOS

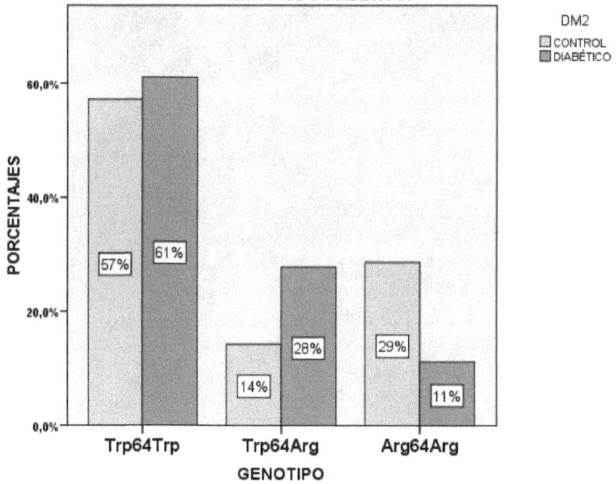

4.2. FRECUENCIAS ALÉLICAS EN EL GEN DEL RECEPTOR β_3 ADRENÉRGICO EN DIABÉTICOS Y CONTROLES

Tabla Nº 02. Frecuencias alélicas y en porcentajes en diabéticos y		
Alelo	**Diabéticos**	**Controles**
Trp64	0.75 (75.0%)	0.64 (64.3%)
Arg64	0.25 (25.0%)	0.36 (35.7%)

Según el principio de equilibrio de Hardy-Weinberg

El cálculo se hace por ejemplo para el caso de diabéticos

Frecuencia del alelo Trp = (44*2+20) / 72*(2) = 0.75

fig. 2 PORCENTAJES DE FRECUENCIAS ALÉLICAS EN CONTROLES Y DIABÉTICOS

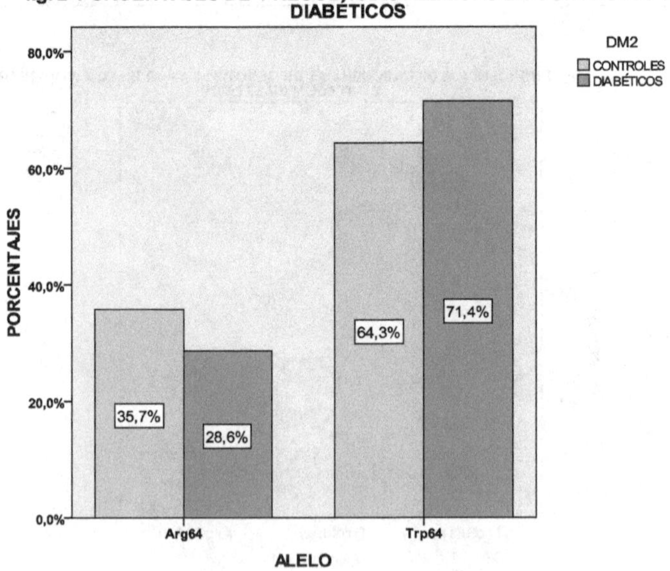

Equilibrio de Hardy-Weinberg (HW)

En nuestro ejemplo, si llamamos "p" a la frecuencia de Trp64, del primer alelo, y "q" a la frecuencia de Arg64 del segundo (suponiendo que sólo hay 2 alelos posibles), las frecuencias esperadas de cada genotipo son:

N p^2 Trp64Trp, 2 N pq Trp64Arg y N q^2 Arg64Arg

Donde N es el tamaño de muestra. Si en nuestro ejemplo sustituimos "p" y "q" por los valores estimados: 0,75 y 0,25, respectivamente, las frecuencias esperadas serán:

Np^2 Trp64Trp $= 72*(0.75)^2 = 40.5$

2 Npq Trp64Arg $= 2*72*0.75*0.25 = 27$

Nq^2 Arg64Arg $= 72(0.25)^2 = 4.5$

Estas frecuencias esperadas (E), se pueden comparar con las observadas (O) (* Tabla N° 1) utilizando el test de la χ^2 HW $= \sum$ (O-E) ^{2}/E, con 1 grado de libertad.

$$\chi^2 = (44-40.5)^2 / 40.5 + (20-27)^2 / 27 + (8-4.5)^2 / 4.5 = 4.8395$$

Entonces, para el ejemplo χ^2 HW calculado vale 4.8395.

Por otro lado, en las tablas de distribución Chi –cuadrado, encontramos que para un grado de libertad y para un nivel α de significancia = 0.0 5, el valor

χ^2 es 3.8415 (valor crítico) que corresponde a una p = 0.04 (a una cola). Al comparar el valor Chi cuadrado (χ^2) calculado u observado con el valor crítico: 4.8395 > 3.8415, da como resultado que se rechaza la hipótesis de que la población tiene proporciones de Harry – Weinberg. (No hay significancia estadística) por lo que no es compatible con el equilibrio de Hardy-Weinberg. (p^2: 2pq: q^2)

Tabla N° 03. Test Chi –cuadrado

	Valor	Grados de libertad	Significancia Asintótica a 2 colas
Chi-Cuadrado de Pearson	4.872[a]	2	.088
Likelihood Ratio	4.408	2	.110

En la Tabla N° 03, que corresponde a la prueba del chi cuadrado utilizando el programa SPSS v 15, el cual hace el análisis a dos colas, confirma el resultado anterior. (p = 0.08 > p= 0.05)

4.3. PARÁMETROS BIOQUÍMICOS EN DIABÉTICOS Y CONTROLES

Tabla N° 04. Estadísticos descriptivos por grupos de estudio: diabéticos y controles

	Grupos de estudio	N	Mean	Std. Deviation	Std. Error Mean	*p*
Glucosa	DIABÉTICO	72	210,72	104,92	12,37	0.00
	CONTROL	21	82,19	10,44	2,28	
Hb-G	DIABÉTICO	54	9,69	2,85	0,39	0.04
	CONTROL	7	7,39	1,68	0,63	
Colesterol	DIABÉTICO	72	184,41	42,64	5,02	0.67
	CONTROL	21	180,17	27,46	5,99	
HDL-C	DIABÉTICO	70	35,37	11,82	1,41	0.51
	CONTROL	21	33,74	9,14	1,99	
LDL-C	DIABÉTICO	71	182,68	53,10	6,30	0.69
	CONTROL	21	178,06	43,95	9,59	
Triglicéridos	DIABÉTICO	71	157,94	89,17	10,58	0.99
	CONTROL	21	158,18	130,74	28,53	
Lípidos	DIABÉTICO	43	741,92	231,25	35,27	0.67
	CONTROL	13	769,85	197,67	54,82	
IMC	DIABÉTICO	55	24,77	3,55	0,48	0.18
	CONTROL	17	26,20	3,82	0,93	

Estadística central de glucemia, Hb G, Colesterol, HDL-C, LDL-C, Triglicéridos, Lípidos Totales e IMC.

Se observa que los únicos parámetros bioquímicos glucosa y hemoglobina glicosilada tuvieron valor estadístico significativo ($p < 0.05$), al ser comparados con la prueba *t* de Student para muestras independientes (diabéticos y controles).

4.4. ASOCIACIÓN ENTRE GENOTIPOS VS PARÁMETROS BIOQUÍMICOS EN POBLACIÓN DE ESTUDIO (DIABÉTICOS Y CONTROLES)

Tabla Nº 05. Estadística de grupo de **genotipos** Trp64Trp, Trp64Arg con variables bioquímicas en **Diabéticos**

Estadística de grupo

	Genotipo	N	Media	Desviación Standard	Error estándar de la media
Glucosa	Trp64Trp	44	219,67	110,01	16,58
	Trp64Arg	20	215,71	101,88	22,78
Hb-G	Trp64Trp	36	9,15	2,68	,44
	Trp64Arg	13	11,15	2,84	,79
Colesterol	Trp64Trp	44	185,84	42,33	6,38
	Trp64Arg	20	190,32	45,38	10,15
HDL-C	Trp64Trp	42	34,00	12,13	1,87
	Trp64Arg	20	37,83	10,55	2,36
LDL-C	Trp64Trp	20	132,59	41,77	9,34
	Trp64Arg	18	122,82	36,77	8,66
Triglicéridos	Trp64Trp	44	164,03	87,57	13,20
	Trp64Arg	20	154,35	106,43	23,80
Lípidos	Trp64Trp	18	716,94	225,65	53,19
	Trp64Arg	13	799,61	359,09	99,59
IMC	Trp64Trp	15	24,84	3,759	,971
	Trp64Arg	8	26,48	4,34	1,54

Tabla Nº 06 Prueba *t* de Student para variables bioquímicas con genotipos Trp64Trp y Trp64Arg en diabéticos

		Levene's Test for Equality of Variances		t-test for Equality of Means						
									95% Confidence Interval of the Difference	
		F	Sig.	t	df	Sig. (2-tailed)	Mean Difference	Std. Error Difference	Lower	Upper
Glucosa	Equal variances assumed	,514	,476	,136	62	,892	3,95923	29,01491	-54,04076	61,95922
	Equal variances not assumed			,140	39,567	,889	3,95923	28,17964	-53,01334	60,93180
Hb_G	Equal variances assumed	,037	,848	-2,267	47	,028	-2,00058	,88254	-3,77602	-,22513
	Equal variances not assumed			-2,204	20,224	,039	-2,00058	,90784	-3,89295	-,10821
Colesterol	Equal variances assumed	,446	,507	-,383	62	,703	-4,47650	11,67471	-27,81391	18,86091
	Equal variances not assumed			-,373	34,610	,711	-4,47650	11,98788	-28,82300	19,87000
HDL_C	Equal variances assumed	1,565	,216	-1,208	60	,232	-3,82548	3,16641	-10,15924	2,50829
	Equal variances not assumed			-1,270	42,609	,211	-3,82548	3,01231	-9,90200	2,25105
LDL_C	Equal variances assumed	,404	,529	,762	36	,451	9,77744	12,83147	-16,24598	35,80087
	Equal variances not assumed			,767	35,987	,448	9,77744	12,74373	-16,06838	35,62327
Trigliceridos	Equal variances assumed	,377	,541	,383	62	,703	9,67714	25,28467	-40,86621	60,22048
	Equal variances not assumed			,356	31,187	,725	9,67714	27,21647	-45,81772	65,17200
Lipidos	Equal variances assumed	1,148	,293	-,787	29	,437	-82,67094	104,99151	-297,40270	132,06082
	Equal variances not assumed			-,732	18,744	,473	-82,67094	112,90727	-319,20696	153,86508
IMC	Equal variances assumed	,195	,663	-,946	21	,355	-1,64255	1,73552	-5,25176	1,96666
	Equal variances not assumed			-,904	12,691	,383	-1,64255	1,81729	-5,57830	2,29320

En la Tabla Nº 06, se aplica la Prueba *t* de Student para variables bioquímicas (descritas en la Tabla Nº 05) para los genotipos Trp64Trp y Trp64Arg en diabéticos, se observa que ninguna de las variables bioquímicas tiene significancia estadística. Como se puede observar la igualdad de varianzas no se toman, porque su significancia es pobre > 0.05 para todas las variables, y al observar la *t* de Student se puede rechazar que las diferencias sean debidas al genotipo, más no así en el caso de Hb-G donde hay una significancia = 0.039, que podría deberse a la diferencia de casos con controles (36-13), ya que las demás no tienen una significancia estadística.

Tabla Nº 07

Estadísticas para Los Grupo Trp64Trp y Arg64Arg, en Diabéticos					
	Genotipo	N	Media	Desviación Estándar	Error Estándar de la Media
Glucosa	Trp64Trp	44	219,6777	110,01789	16,58582
	Arg64Arg	8	232,3813	146,39210	51,75742
Hb-G	Trp64Trp	36	9,1525	2,68491	,44748
	Arg64Arg	5	9,0980	3,51030	1,56985
Colesterol	Trp64Trp	44	185,8475	42,33391	6,38208
	Arg64Arg	8	174,2425	49,83633	17,61980
HDL-C	Trp64Trp	42	34,0095	12,13103	1,87186
	Arg64Arg	8	36,3500	13,55476	4,79233
LDL-C	Trp64Trp	43	186,4702	49,85407	7,60267
	Arg64Arg	8	160,6175	47,27325	16,71362
Triglicéridos	Trp64Trp	44	164,0311	87,57306	13,20214
	Arg64Arg	7	129,8600	26,25931	9,92509
Lípidos	Trp64Trp	25	777,2800	283,99904	56,79981
	Arg64Arg	4	769,5000	268,42317	134,21159
IMC	Trp64Trp	29	24,5086	3,46714	,64383
	Arg64Arg	8	24,3737	2,71020	,95820

Tabla N° 08. Prueba t de Student para variables bioquímicas con genotipos Trp64Trp y Arg64Arg en diabéticos

		Levene's Test for Equality of Variances		t-test for Equality of Means						
									95% Confidence Interval of the Difference	
		F	Sig.	t	df	Sig. (2-tailed)	Mean Difference	Std. Error Difference	Lower	Upper
Glucosa	Equal variances assumed	1,624	,208	-,285	50	,777	-12,70352	44,50814	-102,10076	76,69371
	Equal variances not assumed			-,234	8,497	,821	-12,70352	54,34996	-136,77043	111,36338
Hb_G	Equal variances assumed	1,074	,306	,041	39	,967	,05450	1,32720	-2,63001	2,73901
	Equal variances not assumed			,033	4,673	,975	,05450	1,63239	-4,23159	4,34059
Colesterol	Equal variances assumed	,204	,654	,695	50	,490	11,60500	16,70486	-21,94770	45,15770
	Equal variances not assumed			,619	8,932	,551	11,60500	18,74002	-30,83697	54,04697
HDL_C	Equal variances assumed	,037	,847	-,491	48	,625	-2,34048	4,76369	-11,91851	7,23755
	Equal variances not assumed			-,455	9,262	,660	-2,34048	5,14493	-13,92911	9,24816
LDL_C	Equal variances assumed	,606	,444	,768	23	,450	17,42200	22,67742	-29,48981	64,33381
	Equal variances not assumed			,618	5,032	,563	17,42200	28,19178	-54,91095	89,75495
Trigliceridos	Equal variances assumed	4,162	,047	1,017	49	,314	34,17114	33,59107	-33,33264	101,67492
	Equal variances not assumed			2,069	32,026	,047	34,17114	16,51677	,52866	67,81362
Lipidos	Equal variances assumed	,222	,642	-,409	20	,687	-52,55556	128,55754	-320,72188	215,61077
	Equal variances not assumed			-,364	3,999	,734	-52,55556	144,36607	-453,42528	348,31417
IMC	Equal variances assumed	3,055	,099	,535	17	,600	1,04365	1,95139	-3,07343	5,16072
	Equal variances not assumed			,854	13,554	,408	1,04365	1,22155	-1,58444	3,67173

Ninguna de las variables bioquímicas se halló significación estadística

En la Tabla N° 08, se aplica la Prueba *t* de Student para variables bioquímicas (descritas en Tabla N° 07) con genotipos Trp64Trp y Arg64Arg en diabéticos y al igual que en la Tabla N° 07, la comparación del genotipo Trp64Trp con el genotipo Arg64Arg, no tiene valores de significancia estadística que permitan mantener la hipótesis de que la diferencia de los valores bioquímicos se deba a la presencia del alelo Arg.

Tabla N° 09. Prueba chi cuadrado de los genotipos vs IMC, Dislipidemia y Control Metabólico glucémico en diabéticos

Genotipo	IMC			DISLIPIDEMIA			CONTROL METABÓLICO		
	SOBRE PESO	NORMO PESO	P	SIN	CON	P	BUENO	MALO	p
Arg64Arg	4	4	0.993	6	1	0.808	1	3	0.834
	14.3%	14.8%		11.3%	5.9%		8.3%	8.3%	
Trp64Arg	8	8		15	5		2	11	
	28.6%	29.6%		28.3%	29.4%		16.7%	30.6%	
Trp64Trp	16	15		32	11		9	22	
	57.1%	55.6%		60.4%	64.7%		75.0%	61.1%	

Datos expresados como n (%). Valores comparados mediante χ^2. No existen diferencias significativas

Tabla N° 10. Prueba chi cuadrado de los genotipos vs IMC, Dislipidemia y Control Metabólico glucémico en controles

Genotipo	IMC			DISLIPIDEMIA			CONTROL METABÓLICO		
	SOBRE PESO	NORMO PESO	P	SIN	CON	P	BUENO	MAL	P
Arg64Arg	0	4	,05	5	1	,170	2	1	.459
	.0%	50.0%		31.3%	20.0%		33.3%	100.0%	
Trp64Arg	2	1		1	2		1	0	
	22.2%	12.5%		6.3%	40.0%		16.7%	.0%	
Trp64Trp	7	3		10	2		3	0	
	77.8%	37.5%		62.5%	40.0%		50.0%	.0%	

Datos expresados como n (%). Valores comparados mediante χ^2. Se encontró que existen diferencias significativas para el parámetro IMC en los diferentes genotipos.

4.5. MEDIDAS DEL RIESGO ENTRE GENOTIPOS EN DIABÉTICOS

Tabla Nº 11. Tabla cruzada para Medir el Factor de Riesgo entre los genotipos Trp64Trp y Trp64Arg **en sujetos de estudio (Diabéticos + controles)**

Genotipo	Sujetos de estudio		*P*	OR	CI 95%	
	DIABÉTICOS	CONTROL			Lower	Upper
Trp64Arg	20	3	0.406	.563	.143	2. 215
	30.8%	20.0%				
Trp64Trp	45	12				
	69.2%	80.0%				

En la presente tabla se aprecia que el genotipo Trp64Arg no es un factor de riesgo (OR =0.563< 1) a Diabetes tipo 2 y además no es significativo (Porque el IC 95% pasa por la unidad)

Tabla Nº 12. Tabla cruzada para Medir el Factor de Riesgo entre genotipos Trp64Trp y Trp64Arg **vs sobrepeso y normopeso en los sujetos de estudio (Diabéticos + controles)**

Genotipo	IMC		*P*	OR	CI 95%	
	SOBREPESO	NORMOPESO			Lower	Upper
Trp64Arg	10	9	0.802	1.150	.386	3.426
	30.3%	33.3%				
Trp64Trp	23	18				
	69.7%	66.7%				

En la tabla Nº 12, se aprecia que el genotipo Trp64Arg es un factor de riesgo (OR= 1.150> 1) a Diabetes tipo 2, pero no significativo (Porque el IC 95% pasa por la unidad)

Tabla Nº 13. Tabla cruzada para Medir el Factor de Riesgo entre genotipos Trp64Trp y Trp64Arg vs dislipidemia en los sujetos de estudio (Diabéticos + controles)

Genotipo	DISLIPIDEMIA		P	OR	CI 95%	
	SIN	CON			Lower	Upper
Trp64Arg	16	7	0.531	1.413	0.478	4.180
	27.6%	35.0%				
Trp64Trp	42	13				
	72.4%	65.0%				

En la Tabla Nº 13, se aprecia que el genotipo Trp64Arg es un factor de riesgo (OR= 1.413> 1) a Diabetes tipo 2, pero no significativo (Porque el IC 95% pasa por la unidad)

Tabla Nº 14. Tabla cruzada para Medir el Factor de Riesgo entre genotipos Trp64Trp y Trp64Arg vs Control metabólico en los sujetos de estudio (Diabéticos + controles)

Genotipo	CONTROL METABÓLICO		p	OR	CI 95%	
	BUEN	MAL			Lower	Upper
Trp64Arg	3	11	0.346	2.000	.466	8.59
	20.0%	33.3%				
Trp64Trp	12	22				
	80.0%	66.7%				

En la tabla Nº 14, se aprecia que el genotipo Trp64Arg es un factor de riesgo (OR= 2.000> 1) a Diabetes tipo 2, pero no significativo (Porque el IC 95% pasa por la unidad)

Tabla N° 15. Tabla cruzada para Medir el Factor de Riesgo entre genotipos Arg64Arg y Trp64Trp vs en Diabéticos y controles

Genotipo	SUJETOS DE ESTUDIO		p	OR	CI 95%	
	DIABÉTICO	CONTROL			Lower	Upper
Arg64Arg	8	6	0.093	2.813	.818	9.673
	15.1%	33.3%				
Trp64Trp	45	12				
	84.9%	66.7%				

En la tabla N° 15, se aprecia que el genotipo Arg64Arg es un factor de riesgo (OR= 2.000> 1) a Diabetes tipo 2, pero no significativo (Porque el IC 95% pasa por la unidad)

Tabla N° 16. Tabla cruzada para Medir el Factor de Riesgo entre genotipos Arg64Arg y Trp64Trp vs sobrepeso y normopeso en los sujetos de estudio (Diabéticos + controles)

Genotipo	IMC		p	OR	CI 95%	
	SOBREPESO	NORMOPESO			Lower	Upper
Arg64Arg	4	8	0.165	2.556	.663	9.852
	14.8%	30.8%				
Trp64Trp	23	18				
	85.2%	69.2%				

En la tabla N° 16, se aprecia que el genotipo Arg64Arg es un factor de riesgo (OR= 2.556> 1) a Diabetes tipo 2, pero no significativo (Porque el IC 95% pasa por la unidad)

Tabla N° 17. Tabla cruzada para Medir el Factor de Riesgo entre genotipos Arg64Arg y Trp64Trp vs dislipidemia en los sujetos de estudio (Diabéticos + controles)

Genotipo	DISLIPIDEMIA		p	OR	CI 95%	
	SIN	CON			Lower	Upper
Arg64Arg	11	2	0.519	.587	.115	2.998
	20.8%	13.3%				
Trp64Trp	42	13				
	79.2%	86.7%				

En la tabla N° 17, se aprecia que el genotipo Arg64Arg no es un factor de riesgo (OR= 0.587< 1) a Diabetes tipo 2, además no significativo (Porque el IC 95% pasa por la unidad)

Tabla N° 18. Tabla cruzada para Medir el Factor de Riesgo entre genotipos Arg64Arg y Trp64Trp vs control metabólico glucémico en los sujetos de estudio (Diabéticos + controles)

Genotipo	CONTROL: METABÓLICO		p	OR	CI 95%	
	BUEN CONTTROL	MAL CONTROL			Lower	Upper
Arg64Arg	3	4	0.705	.27	.39	3.02
	20.%	15.%				
Trp64Trp	12	22				
	80.%	84.%				

En la tabla N° 18 se aprecia que el genotipo Arg64Arg no es un factor de riesgo (OR= 0.2< 1) a Diabetes tipo 2, además no significativo (Porque el IC 95% pasa por la unidad)

V. DISCUSIÓN

En el estudio de casos y controles de tipo retrospectivo en una población de 235 personas que asistieron para esta evaluación se estudió a 93 sujetos, que reunieron las condiciones para ser incluidos: 72 diabéticos tipo 2, y 21 controles de ambos géneros, con edades entre 30 y 70 años de la ciudad de Sullana – Piura (Perú). Se les determinó la frecuencia del polimorfismo Trp64Arg en el gen del receptor β_3-adrenérgico, parámetros bioquímicos y medidas antropométricas de diabéticos tipo 2 y controles, se aplicó la estadística descriptiva y de comparación de los genotipos con las variables bioquímicas e IMC en la población de estudio.

En relación al análisis y discusión de los resultados de la **1)** estadística descriptiva de los genotipos y parámetros bioquímicos e IMC en la población de estudio (diabéticos y controles), se pudo observar que: Las frecuencias de los genotipos del gen del receptor β_3-adrenérgico halladas en la población de estudio: 72 Diabéticos tipo 2 y 21 sujetos controles, fueron las siguientes: de 72 (100%) diabéticos: 20 (27.8%) Trp64Arg, 8 (11.1%) Arg64Arg, y Trp64Trp 44 (61.1%), y de los 21 (100%) sujetos control: 3 (14.3%) Trp64Arg, 6 (28.6%) Arg64Arg y 12 (57.1%) Trp64Trp. (Tabla Nº 01 y Gráfica Nº 01)

Asimismo, se halló las siguientes frecuencias alélicas en el gen receptor β_3-adrenérgico en diabéticos y controles, para el alelo Trp: 0.75 (75.0%) y 0.64 (64.3%) y para Arg: 0.25 (25.0%) y 036 (35.7%), respectivamente. (Tabla Nº 02 y Gráfica Nº 02)

Según el principio de equilibrio de Hardy-Weinberg (HW), nuestra población de estudio no se encontraba en equilibrio: (p^2: 2pq: q^2), probablemente por pertenecer los participantes del estudio a una localidad con alto parentesco entre ellos, que desvirtúa la condición del azar, esto quedó confirmado en la Tabla Nº 03, que corresponde a la prueba del chi cuadrado utilizando el programa SPSS v 15, se hace el análisis a dos colas, confirma el resultado del principio de HW ($p = 0.08 > p = 0.05$)

Los promedios obtenidos para glucemia y Hb-G en diabéticos y controles fueron: 210.7±104 mg/dl, 9.6±2.8 % y 82.1±10.4 mg/dl, 7.3±1.6 %, respectivamente, produciéndose un incremento por diferencia de medias de 128.6 mg/dl (61 %) y 2.3 % (16.6%) de glucemia y Hb-G respectivamente en diabéticos con respecto a los controles, con valor estadístico significativo ($p < 0.05$), al ser comparados con la prueba *t* de Student para muestras independientes (diabéticos y controles), lo que significa también que los diabéticos se encontraban en un mal control metabólico glucémico (Hemoglobina glicosilada > 8 %)

El Índice de Masa Corporal (IMC) se halló en diabéticos y controles en: 24.7±3.5 y 26.2±3.8 respectivamente. Resultando en 1.5 (1.3%) aumentado en los controles con respecto a los diabéticos, sin significancia estadística ($p = 0.18$), pero indica que los controles se encuentran en la condición de preobesos (IMC: 25,00 - 27,49) mientras que los diabéticos han perdido peso con respecto al inicio de su enfermedad y hoy están en normopeso (IMC< 25,00) (Tabla Nº 04), probablemente se deba a que la mayoría de diabéticos de estudio están descontrolados metabólicamente y pierden proteínas por la orina con lo cual pierden masa, además no tienen un tratamiento de diabetes conveniente, no asisten a los programas de diabetes del Ministerio de Salud, a excepción de menos de una decena de ellos y dada su condición económica precaria no les alcanza para comprar sus antidiabéticos y recurren a algún tratamiento con productos herbales solamente.

Según la Tabla N° 04, los valores promedios de lípidos séricos en diabéticos y controles no tuvo significancia estadística. Como se observa, las dos poblaciones: diabéticos y controles se encontraban en dislipidemia (Triglicéridos mayor a 150 mg/dl y HDL-C < 40 mg/dl), lo que correlaciona con el IMC hallado. Es fácil observar que en la dieta diaria de la población: diabéticos y no diabéticos, con escasas excepciones, consumen raciones hipercalóricas, abundantes en carbohidratos, se podría decir que cerca al 70 u 80 % de una ración sea en desayuno, almuerzo o cena es arroz, plátanos, yucas, camote o pan.

2.) En el análisis de los resultados de la asociación entre genotipos vs parámetros bioquímicos:

En población total de estudio (diabéticos y controles), se pudo observar: que solo en el caso del parámetro que mide el control metabólico glucémico (hemoglobina glicosilada Hb-G) tuvo significancia estadística ($p = 0.039$), que podría estar asociado al polimorfismo Trp64Arg. En los demás parámetros no se halló significancia estadística.

En el análisis de los genotipos: Arg64Arg, Trp64Arg, y Trp64Trp vs IMC, Dislipidemia y Control Metabólico glucémico en diabéticos tipo 2, no se encontró diferencias significativas. En controles se encontró diferencias significativas para el parámetro IMC en los diferentes genotipos.

En lo que se refiere a la discusión de los resultados de las **3)** medidas del riesgo entre genotipos en diabéticos, se aplicó el Odds ratio [98,99] que es la tercera de las mediciones relativas del efecto. Ha sido traducida al castellano con múltiples nombres como: razón de chances, razón de productos cruzados, razón de disparidad, razón de predominio, proporción de desigualdades, razón de oposiciones, oposición de probabilidades contrarias, cociente de probabilidades relativas, oportunidad relativa. En los estudios de casos y controles, dado que la incidencia es desconocida, el método de estimación del riesgo relativo es diferente y se estima calculando el OR, que corresponde al cuociente de dos Odds o chances (98). En el caso de los estudios epidemiológicos, usualmente se dispone de dos grupos, uno de ellos utilizado como referencia o de comparación con el cual se efectúa el contraste. Su valor suele ser semejante al de Riesgo Relativo (RR)

Se considera que hay riesgo cuando el OR es igual o mayor que 1 y tiene significancia estadística cuando los intervalos de confianza al 95 % (IC 95%) no pasan por la unidad (uno).

De los resultados expresados en las tablas número: 11, 12, 13, 14, 15, 16, 17 y 18, para medir el factor de riesgo entre los genotipos, se halló que en el total de sujetos de estudio (diabéticos más controles) el genotipo Trp64Arg es un factor de riesgo a sobrepeso, dislipidemia, y a mal control metabólico glucémico. Asimismo, el genotipo Arg64Arg es un factor de riesgo a sobrepeso y a padecer diabetes pero en ambos casos no se halló significancia estadística

Por otro lado, las causas que desencadenan la Diabetes tipo 2 son desconocidas, aunque al parecer se trata de la combinación de factores genéticos, nutricionales y ambientales. En la Diabetes tipo 2 se sugiere que influyen genes de susceptibilidad para padecer la enfermedad. El gen de la insulina, el gen receptor de la insulina, y los transportadores de glucosa no son polimórficos, los otros si [(100)]

Algunos autores producto de sus estudios sobre el polimorfismo Trp64Arg del gen receptor β_3-adrenérgico, han concluido que:

Existe controversia entre la asociación de la variante Trp64Arg del gen β_3-adrenoreceptor y la obesidad visceral. La naturaleza de muchos estudios, el efecto modesto de la variante, y el género o diferencias étnicas entre los grupos contribuyen a las discrepancias en las investigaciones. Tchernof A, [(76)]

Que la mutación Trp64Arg no solo contribuye a la ganancia de peso e inicio temprano de diabetes, sino que también está asociado con susceptibilidad a diabetes. Fujisawa T. [(101)]

Festa A. [(102)] en su estudio concluye, que el impacto del polimorfismo Trp64Arg puede ser clínicamente importante durante el embarazo. El genotipo Trp64Arg fue más frecuente en mujeres con tolerancia a la glucosa normal. Además el polimorfismo Trp64Arg fue asociado con el incremento a ganar peso durante el embarazo.

Sakane [(78),] Naori S [(103),] señala que el polimorfismo Trp64Arg puede predecir dificultades en la pérdida de peso, para bajar el ratio cintura cadera, en la mejora del control de la glucosa, la resistencia a la insulina en pacientes con Diabetes tipo 2 y obesos diabéticos tipo 2.

Según Tchernof A [(76),] las mujeres obesas mayores portadoras de la variante del gen Trp64Arg β_3-adrenoreceptor tienen afectada la capacidad para perder grasa visceral en respuesta a una restricción calórica prolongada. A pesar de las diferencias genéticas en la pérdida adiposa intraabdominal, la mejora en la eliminación de la glucosa fue similar en ambos grupos.

Para Ongphiphadhanakul B [(104),] los datos sugieren que la mutación Trp64Arg del gen receptor β_3-adrenérgico es común en Tailandia parece ejercer efecto sobre la grasa corporal pero no en el total de la grasa corporal en los hombres.

Silver K [(105),] en su estudio: Trp64Arg β_3-adrenérgico receptor and obesity in Mexican Americans concluye, que la variante Trp64Arg del gen del receptor β_3-adrenérgico es un gen susceptible por varias características del síndrome de resistencia a la insulina en México-americanos. Desde efectos modestos, diseño del estudio (selección de sujetos, antecedentes genéticos, análisis estadístico) pueden influenciar mientras que los rasgos están asociados con las variantes y si o no el efecto es detectable en heterocigotos.

Comparando los resultados de la presente investigación con los obtenidos en otros estudios tenemos que: El presente estudio coincide con los resultados de:
El polimorfismo Trp64Arg del gen receptor β_3-adrenérgico esta asociada con la obesidad en las mujeres coreanas de mediana edad, pero no se puede sugerir una asociación prominente del polimorfismo Trp64Arg del gen receptor β_3-adrenérgico con la prevalencia de la obesidad abdominal o con la dislipidemia en mujeres coreanas de mediana edad.[(106)]

Xiang K, [(107)] en su estudio "Effects of Trp64Arg mutation in the β_3-adrenergic receptor gene on body fat, plasma glucose level, lipid profile, insulin secretion and action in Chinese" concluye, que el polimorfismo Trp64Arg del gen receptor β_3-adrenérgico contribuye a la variación de la grasa corporal total en sujetos chinos con Diabetes tipo 2

Overen van-Dybiez A [(108)] en su estudio "β_3-adrenérgico receptor gene polymorphism and type 2 diabetes in a Caucasian population", concluye que los resultados sugieren que la mutación Trp64Arg no es un mayor determinante de desordenes metabólicos (obesidad, Diabetes tipo 2) y complicaciones crónicas de Diabetes tipo 2 en una población Holandesa.

Coincide en la primera parte con el estudio de Corella D:[81] "Gender specific associations of the Trp64Arg mutation in the β_3-adrenergic receptor gene with obesity-related phenotypes in a Mediterranean population: interaction with a common liporotein lipase gene variation", que concluye que la mutación Trp64Arg fue asociada con BMI y lípidos en hombres. En mujeres una adicional interacción gen-gen con el polimorfismo LPL-Hind III puede explicar los resultados.

Los resultados del presente estudio difieren de otros estudios como de: Arri K,[109] donde la frecuencia de genotipos Trp/Trp, Trp/Arg, y Arg/Arg en los pacientes fueron 63.0% , 33.3% y 3.7% respectivamente, lo que no difería significativamente de los 227 sujetos del grupo control (67.0% , 31.3%, y 1.8 % respectivamente). No hubo diferencias en el Índice de Masa Corporal (BMI) o la distribución de la grasa en el abdomen entre cada genotipo de los pacientes, aunque la frecuencia del alelo Arg64 tendía a aumentar con el BMI en los sujetos control con edad por encima de los 60 años. Lo cual sugiere que la mutación está involucrada en la ganancia de peso.

Con el estudio de Nobuyuki S[110], que concluye que sujetos con la variante Trp64Arg no diferían de los sujetos sin la variante, en el Índice de Masa Corporal, glucosa en plasma, insulina en plasma, o historia familiar de diabetes u obesidad.

Con el estudio de Fujisawa T[101] que investigaron la asociación de Trp64 Arg con DMNID entre japoneses y otros grupos étnicos. Las frecuencias alélicas de la mutación (Arg) fue ligeramente alta pero no significativa en DMNID que en controles 70 de 342 alelos (20.5%) vs 40 de 248 (16.1%), respectivamente $p>0.2$. Sin embargo cuando estos datos se coordinaron con los de los Indios Pima y finlandeses, el genotipo Arg64Arg fue significativamente asociado con DMNID al ser comparados con los otros genotipos.

VI. CONCLUSIONES

1. Las frecuencias de los genotipos del gen del receptor β_3-adrenérgico halladas en la población de estudio fueron: 61.1% (44) Trp64Trp, 27.8% (20) Trp64Arg y 11.1% (8) Arg64Arg para diabéticos; y: 57.1% (12) Trp64Trp, 14.3% (3) Trp64Arg y 28.6% (6) Arg64Arg para controles. Asimismo, se halló las siguientes frecuencias alélicas en el gen receptor β_3-adrenérgico en diabéticos y controles, para el alelo Trp: 75% y 64.3% y para Arg: 25.0% y 35.7%, respectivamente, de lo que se deduce que la frecuencia alélica de la mutación (Arg) fue un poco menor pero no significativa ($p = 0.088$) en diabéticos que en sujetos controles.

2. Los diabéticos se encontraron con mal control metabólico glucémico e hiperglicemia. Al aplicar el test *t* de Student en diabéticos y controles se pudo observar que solo la hemoglobina glicosilada (Hb-G) tuvo significancia estadística (p = 0.039), que podría estar asociado al polimorfismo Trp64Arg.

3. En el análisis de los genotipos vs IMC, Dislipidemia y Control Metabólico glucémico en controles se encontró diferencia significativa para el parámetro IMC en los diferentes genotipos, pero no en diabéticos tipo 2.

4. Del análisis de riesgo Odds ratio, se halló que en el total de sujetos de estudio (diabéticos más controles) el genotipo Trp64Arg alcanzó cierto grado de factor de riesgo a sobrepeso, dislipidemia, y a mal control metabólico glucémico, y que el genotipo Arg64Arg es un factor de riesgo a sobrepeso y a padecer diabetes, pero en todos los casos no tuvo estadística significativa.

De lo que se concluye que el polimorfismo de estudio, es importante pero no es un único, ni mayor factor determinante a desarrollar Diabetes tipo 2.

VII. REFERENCIAS BIBLIOGRÁFICAS

1. Islas A, Lifshitz G. Diabetes mellitus. Editorial interamericana. 1ª Edición México D. F. 1993, p. 1-5, 56-57.

2. Takashi K, Himoka M, Ysumichi M, Kazuyuki T. A subtype of diabetes mellitus associated with a mutation of mitochondrial DNA. The New England Journal of Medicine.1994; 330: Nº 14. 962-968.

3. Pinies A, Vásquez A. Predicción y prevención de la diabetes mellitus no dependiente de la insulina. Endocrinología. 1996; Vol. 43, Nº 4:111-115.

4. Asociación de Medicina Interna de México A.C. Temas de medicina interna. Diabetes Mellitus. Editorial Interamericana. Mc- Graw – Hill. de México D. C. 1998, p. 621- 632.

5. Boletín terapéutico del centro nacional de información sobre medicamentos tóxicos. IPSS. Lima 1993; Año 2, Nº 17.

6. Hilary K. Organización Mundial de la Salud OMS. Oficial responsable para diabetes. Publicación OMS, Ginebra.1995.

7. Zubiate M. Diabetes Mellitus. 1ª edición. Lima. 1995, p. 12-14.

8. Guerra – García R, Zubiate M. Epidemiología de la Diabetes Mellitus en el Perú, del Libro Diabetes Mellitus en el Perú. 1ª Edición.1995, p. 23-40.

9. Peñaloza J. Del libro Diabetes mellitus en el Perú 1ª Edición. 1995, Cap. 3, p. 23-40.

10. Erikson J, Franssila – kallunki A, Solarinta C, Widen E, Schalin C, et al. Early metabolic defects in persons at increased risk for non - insulin – dependent diabetes mellitus. New Engl. J. Med. 1989; 321: 337 – 343.

11. Sicree A, Zimmet Z, King H, Coventry S. Plasma insulin response among nauruans: predictions of determination in glucose tolerance over 6 years. Diabetes 1987; 179 – 186.

12. Barbaray M, Foz M. Obesidad: concepto, clasificación y diagnóstico. ANALES Sist. San Navarra. 2002; Vol 25 (Supl. 1): 7-16.

13. Rissanen J, Kuopusjarvi M, Pihlajamaki J. The Trp64Arg Polymorphism of the $\beta_3$adrenergic Receptor gene Diabetes Care.1997; Volume 20 N°8: 1319-1323.

14. Halaas, J, Gajiwala, K, Maffei, M, Cohen S, Chait B, Rabinowitz D, et al. Weight-reducing effects of the plasma protein encoded by the obese gene Science 1995; 269(5223):543-46

15. Cirino G. Involvement of β_3-adrenergic receptor activation via cyclic GMP-but not-dependent mechanisms in human corpus cavernosum function. Proc. Nati Acad Sci USA. 2003; 100 (9):5531-6.

16. Ango H. Estandarización de la Reacción en Cadena de la Polimerasa (PCR) para la detección de *Brucella spp* en biopsias de medula ósea. Tesis de Magíster en Microbiología. Facultad de Farmacia y Bioquímica. UNMSM. 1996, p. 33.

17. Murray G, Grannerd, Meyes P, Rodwell V. Bioquímica de Harper. 12ª Edición. Editorial Manual Moderno S.A. de C.V. México D.F. 1992, p. 437 – 438.

18. Taylor I. Molecular mechanism of insulin resistance; from patient with mutations in the insulin receptor sure. Diabetes. 1992; 41: 1473-1490.

19. Kadawaki T, Bevina L, Cama A. Two mutant alleles of the insulin receptor gene in a patient with externe insulin resistance. Science. 1988; 240: 787-790.

20. Steinert F, Tager S, Chan J, Naujo k, Sanke T, Rubestein H. Lessons learned from molecular biology of insuline – gene mutations. Diabetes Care. 1990; 13:600-609.

21. Goto Y, Nonaka Y, Horol A. Mutation in the tRNA gen associated with the melas subgroup of mitochondrial encephalomegapatheis**.** Nature, 1990; 248: 651-3.

22. Froguel P, Zouali H, Vionnet H. Familial hyperglycemia due to mutations in glucokinase; definition of the subtypes of diabetes mellitus. New Engl. J. Medic.1993, 328; 697 – 702.

23. Jeremy W, Kinati S, Clifton B. Time of onset of non insulin – dependent diabetes mellitus and genetic variation in the B_3 – adrenergic – receptor gene. The New England Journal of Medicine. 1995; Vol. 333 N°6:343 – 347.

24. Barier J, Sachetim C, Knowler C, Paolisso G, Tatarani A. An aminoacid substation in the human intestinal fatty acid binding protein in associated with increased fatty acid binding.

25. Hatrsluz T, Turner C, Permutt A, Pateo P, Tanizawa Y, Chiu C, et al. Linkage of type 2 diabetes to the genes kinase. Lancet 1992; 339:1307-1310.

26. Bowden W, Akots G, Rothschild B, Falls F, Shieluz J, Hayward D, et al. Linkage analysis of maturaty - onset diabetes of the young (MODY) genetic heterogenety and non penetrance. J. Genetic 1992; 50: 607 – 618.

27. Taylor I, Cama A, Accil D, Barbetttp F, kadowskih. Mutations in the insulin receptor gene. Endocrinología. 1993; 13: 556-59.

28. Reaven M. Role of insulin resistance in human disease. Diabetes 1988; 37: 1,590 – 1,607.

29. Calderón R, Velasco-Peñaloza J. Diabetes mellitus en el Perú. 1ª edición. Lima Revista médica IPSS. 1996; Vol. 4, Nº 2, p. 11-14.

30. Strosberg A. Structure and function of β_3-adrenergic receptor. Annu. Rev. Pharmacol. Toxicol.1987; 37: 421-450.

31. Clement K, Vaisse Ch, Manning B, Basdevant A, Guy-grand B, Ruiz J, et al. Genetic variations in the β_3-adrenergic receptor and an increased capacity to gain weight in patients with morbid obesity. N. England J. Med. 1995; 333: 352- 354.

32. Arner P. The β_3-adrenergic receptor a cause and cure of obesity. N. Engl. J. Med. 1995; 333:382 – 383.

33. Widen E, Lehto M, Kanninen T, Walston J, Shuldine R, Groop C. Association of a polymorphism in the β_3-adrenergic – receptor gene with features of the insulin – resistance syndrome in Finns. N. England. J. Med. 1995; 333: 348 -51.

34. Walston J, Silver k, Bogardus C. Time of onset of non – insulin dependent diabetes mellitus and genetic variation in the β_3-adrenergic receptor gene N. Engl. J. Med. 1995; 333: 343 – 347.

35. Walston J, Silver k, Hilfiker H, Andersen R, Seibert M, Beamer B, et al. Insulin response to glucose is lower in individuals homozygous for the Arg64Arg variant of the β_3-adrenergic receptor gene J. Clin. Endocrinol. Metab. 2000; 85: 4019 – 4022.

36. Oizumi T, Daimon M, Saitoh T, Kameda Y, Yamaguchi H, Ohnuma H, et al. Genotype Arg/Arg but not Trp/Arg of the Trp64Arg Polymorfism of the β_3-Adrenergic Receptor is Associated with Type 2 Diabetes and Obesity in a Large Japanese Sample. Diabetes Care. 2001; 24:1579-1583.

37. Fujisawa T, Ikegami H, Yamamoto E. Association of Trp64Arg mutation the β_3-Adrenergic Receptor Gene with NIDDM and body weight gain J. Clin. Endocrinol. Metabolic.1998; 83:2441-2444.

38. Lillioja S, Mott D, Spraul M, Ferraro R, Foley J, Ravussin E, et al. Insulin Resistance and Insulin Secretory Dysfunction as Precursors of Non – Insulin - Dependent Diabetes Mellitus: Prospective Studies of Pima Indians. N. Engl J Med. 1993; 329 (27):1988-92

39. Froguel P, Vaxillaire M. Close linkage of glucokynase locus on chromosome 7 p to early – Onset Non Insulin Locus - Dependent Diabetes Mellitus, Nature. 1992, 356:1624. (Erratum Nature 1992, 357: 607).

40. Gulli E, Ferramini L, Stern S, Haffner S, De Inonas R. The metabolic profile of NIDDM is fully stablished in glucose – tolerant of spring of two Mexican – American NIDDM parents. Diabetes. 1992; 41: 1,575 -1,587.

41. Halaas J, Gajiwala K, Maffei M, Cohen S, Chait B, Rabinowitz D, et al. Weight-reducing effects of the plasma protein encoded by the obese gene. Science 1995, 269(5223):543-46.

42. Granner K, O'brien M. Molecular physiology and genetics of NIDDM. Diabetes Care. 1992; 5: 369 – 388.

43. García de los Ríos M. Diabetes mellitus. Edit. FACP. Santiago. 1993, p. 20 – 24.

44. Organización Panamericana de la Salud. OPS. Manual de normas técnicas y administrativas del programa de Diabetes mellitus. Serie Paltex Nº 2. 1984.

45. World Health Organization. WHO. Expert Committee on Diabetes Mellitus, Technical Report Series. Genova. 1980 Nº 646.

46. Stem P, Kelly W. Lecture primary prevention of type in diabetes mellitus. Diabetes Care.1991, 14: 339-410.

47. Solis J, Guerra – García R. Prevalencia de Diabetes mellitus en hospitalizados de las grandes alturas. A. y Clin. Inst. Biología Andina.1979, 9:21.

48. Ferer J. Bases de la DMNID. Endocrinología. 1996, Vol 43:101

49. Hanna F, Peter J. Screening for gestacional diabetes; past present and future Diabetes. UK. Diabetic Medicine. 2002, 19: 351-358.

50. Gonzáles J. Genética del síndrome metabólico. Memoria para optar al grado de Doctor. Facultad de Farmacia. Universidad Complutense de Madrid, 2003. ISBN: 84-669-2048-X

51. Villena J. Epidemiología de la Diabetes Mellitus en el Perú, Rev Med. Peruana Junio-Diciembre. 1992, p. 71-75

52. Strachan T, Read A.P. Genética Humana. 3ª edición. Edit Mc. Graw-Hill Interamericana. México DC. 2004, p. 635-643.

53. Stern C. Principios de de genética humana. Librería "El Ateneo" Editorial Barcelona 1° edición en español, 1963, p. 175-184.

54. Fernandez I: Estudio de la base genética del color de la capa y aplicaciones prácticas en porcino. Memoria para optar al grado de Doctor. Madrid 2003.

55. Flores E, Lucano T, Obispo J, Castillo O. Hemoglobina glicosilada en pacientes con Diabetes Mellitus tipo II. Proyecto 2040303 OGI-UNMSM, Mayo 1994, p. 02.

56. Gómez - Pérez, F. J. "Relación entre glucosilación de las proteínas y las complicaciones tardías de la diabetes mellitus". Temas de Medicina Interna: Diabetes Mellitus. 1993; Vol I (4): 709-725.

57. Kirschenbaum, D.M. Glicosilación de proteínas: su importancia en el control de la diabetes y en sus complicaciones. Clínicas Pedriátricas de Norteamérica.1984 Vol 3: 605-615.

58. Stryer L. Bioquímica. Tercera Edición. Editorial Reverté S.A. Madrid – 1990, p. 70-75.

59. Bell S. Lack of long – term diabetic complications in spite of door glycemic control in twins with pure, gonadal dysgenesis. Diabetes care. 1995; 1286-1287.

60. Flores E, Arizaga B, Linares C. Fructosamina y Hemoglobina Alc en DMNID. Proyecto 4040303 OGI- UNMSM. 1995, p. 02-04

61. Flores E. Prevalencia de la bacteriuria asintomática en diabetes tipo 2 con mal control glucémico. Tesis para optar el grado académico de Magister en Microbiología. F.F. y B. UNMSM. 2003, p. 4,5.

62. Iglesias P, Díez J.J. Glucosilación no enzimática de proteínas en la Diabetes Mellitus. Med. Clínica Barcelona. 1997; Vol. 108: 23-33.

63. Jeppsson J-O, Jerftorp P, Almer L, Persson R, Ekberg G, Sundkvist G. Capilary Blood on Filter Paper for Determination of Hemoglobina glicada 1c by Ion Exchange Chromatography. Diabetes Care. 1996;Vol 19, N°2: 142-145.

64. Rissanen J, Kuopusjarvi M, Pihlajamaki J. The Trp64Arg Polymorphism of the β_3-adrenergic Receptor gene. Diabetes Care.1997; Volume 20 Nº8: 1319-1323.

65. Hicks J. Bioquímica. Primera edición. Edit Mc Graw-Hill Interamericana. México DC 2001, p. 49, 118, 122, 322.

66. Nelson D, Cox M: Lehninger Principios de Bioquímica. Cuarta edición. Primera reimpresión 2008. Ediciones Omega SA. Barcelona. 2008, p. 298, 323, 324, 325, 910, 911.

67. Marques J. Implicaciones del Proyecto Genoma en la práctica clínica. Publicación Sección de Cardiología Experimental, Instituto de Medicina Tropical, Universidad Central de Venezuela. 2004.

68. Manson A, Jones E, Morris A. Lo esencial en Célula y genética. Segunda edición. Editorial El Sevier. Madrid. 2003, p. 115 -162.

69. Boullu-Sanchis S, Leprétre F, Hedelin H, Donnet J, Schaffer P, Froguel P, et al. Type 2 Diabetes Mellitus: Association Study of Five Candidate Genes in an Indian Population of Guadeloupe, Genetic Contribution of FABP2 Polymorphism. Diabetes and Metabolism. 1999; 25:150 -156.

70. Berger D, Barroso I, Soos M, Yeo G, Schafer A, O´Rahilly W, et al. Genetic variants of insulina receptor substrate -1(IRS-1) in syndromes of severe resistance. Functional analysis of Ala513Pro and Gly 1158 Glu IRS-1. UK. Diabetic Medicine 2002; 19: 804-809.

71. Motala A, Pirie J, Gouws E, Amod A, Omar A. High incidence of Type 2 diabetes mellitus in South African Indians: a 10-year follow-up-study. UK. Diabetic Medicine 2003; 20: 23-30.

72. Kauro A, Suehiro T, Yamamoto M, Ito H, Ikeda Y, Nakauchi Y, et al. Trp64Arg Mutation of β_3-Adrenergic Receptor and insulin Sensitivity in subjects whit Glucose Intolerance. Internal Medicine. 1997; 36: 603-606.

73. Furlan C, Sternin-Borda L, Borda E. Activation of β_3-adrenergic receptor decreased DNA Syntesis in human skin fibroblasts via cyclic GMP/nitric oxide pathway. Cell Phisiol. Biochem. 2005; 16: 4-6.

74. Shu-feng Ch, Xiang-Feng L, Wei-Li Y, Jian-Feng H, Dong-Feng G. Variations in the calpain-10 gene are associated with the risk of type 2 diabetes and

hypertension in northern Han Chinese population .Chin Med J. 2007;120(24):2218-2223.

75. Leitao C, Nabinger G, Krahe A, Bolson P, Friedman R, Groos J, et al. The role of K121Q ENPP1 polymorphism in diabetes mellitus and it's a complications. Brazilian Journal of Medical and Biological Research. 2006; 120(24):2218-2223.

76. Tchernof A, Starling D, Turner A, Shuldiner A, Watson J, Silver K, et al. Impaired Capacity to Loss Visceral Adipose Tissue During Weight Reduction in Obese Postmenopausal Women With the Trp64Arg β_3-Adrenoreceptor Gene Variant. Diabetes 2000; 49: 1709-1713.

77. Kijim K, Seungno L, Klwon L, Cheun W, Ahn N, Shin Y, et al. Comparison of Body Fat Distribution and Blood Lipid profiles according to Trp64Arg Polymorphism for the β_3-Adrenergic Receptor Gene in Korean Middle –Aged Women. J. Nutr. Sci. Vitamin. 2006; 52: 281-286.

78. Sakane N, Yoshida T, Umekawa T, Takakura Y, Kondo M. Effects of Trp64Arg Mutation in the β_3 –Adrenergic Receptor Gene on Weight Loss, Body Fat Distribution, Glycemic Control, and Insulin Resistance in Obese Type 2 Diabetic Patients. Diabetes Care 1997; 20(12):1887-1890.

79. Shiwaku K, Nogi A, Anuurad E, Kitajima K, Enkhmaa B, Shimono K, Yamane Y. Difficulty in losing weight by behavioral intervention for women with Trp64Arg polymorphism of the β_3-adrenergic receptor gene. International Journal of Obesity. 2003; 27: 1028-1036.

80. Shihara N, Yasuda K, Moritani T, Adachi T, Tanaka H, Tsuda K, et al. The Association between Trp64Arg polymorphism of the β_3-Adrenergic Receptor and

Automatic Nervous System Activity. The Journal of Clinical Endocrinology and Metabolism. 1999; 84(5):1623-1627.

81. Corella D, Guillén M, Portoles O, Alonso V, Folch J, Saiz C. Gender specific Associations of the Trp64Arg Mutation in the β_3-Adrenergic Receptor gene with obesity-related phenotypes in a Mediterranean Population: Interaction with a common Lipoprotein Lipase Gene Variation. Journal of Internal Medicine. 2001; 250:348-360.

82. Yamada K, Ishiyama S, Ichikawa F, Yuan X, Koyanagy A, Koyama W, et al. Polymorphism in the 5'-Leader Cistron of the β_2-Adrenergic Receptor Gene Associated With Obesity and Type 2 Diabetes. The Journal of Clinical Endocrinology and Metabolism 1999; 84(5), 1754-1757.

83. http://es.wikipedia.org/wiki/Ley_de_Hardy-Weinberg#cite_note-0#cite_note-0, revisada 10 Mayo 2009

84. http://es.wikipedia.org/wiki/Enzima_de_restricci%C3%B3n, revisada 08 Mayo 2009

85. Beutler E, Gelbart E, Kuhl W. Interference of heparin on PCR Biotechniques 1990; 9: 166.

86. Madigan M, Martinko J y Parker J. BROCKS Biología de los Microorganismos 10ª Edición. Editorial Pearson Prentice Hill Hispanoamérica S.A. México.2003, p. 180

87. Erlich A, Gelfand J, Sninky J. Recent advances in the polymerase chain reaction. 1991; 21 (252): 1643 –1651.

88. Higuchi R. Simple and rapid preparation of samples for PCR in HS Ehrlich (ED), of PCR technology: principles applications for DNA amplification. Stockton press New York. 1989

89. Lin L, Gong Y, Metchete K, Cimino G, Hearst E. Isaccs E. Simple and rapid sample preparation methods for whole blood and blood plasma. in D. H. Persing T.F. Smith F.C. microbiology: principles and aplications A.S.M. Washinton D.C. Microbiology 1993,

90. López M, Arevalo J, Bushby J, García R, Inga R, León, C, et al. Reacción en Cadena de la Polimerasa - PCR – Curso Técnicas Básicas de Biología Molecular. UPCH. 1995.

91. Romero J. Reacción en Cadena de la Polimerasa en Nuevos horizontes en el diagnóstico microbiológico. Curso Teórico Práctico. Lima - UPCH. 1995.

92. Walsh S, Metzger D, Higuchi R. Chyelex 100 as a medium for single extraction for DNA for PCR based typing from forunsic material. Biotechniques 1991; 10: 506 – 513.

93. Wallace M. Guide to molecular cloning technique, in S.L. Berger and A.P. kimmel, (ED). Methods in Enzimology Academic Press, Inc, Orlando. 1987

94. Whitet J, Arenheim N, Erlich A. The Polymerase Chain Reaction. Trend in Genetics. 1989; 5(6):185 – 188.

95. Mendoza G. Aislamiento de Cepas de Staphylococcus meticilino – resistentes en infecciones intra y extrahospitalarias. Tesis para optar al grado académico de Magíster en Microbiología. F.F y B. UNMSM 1998, p. 44-45.

96. Jimenez A. Clonaje y caracterización Molecular in Silico de una Fosfolipasa A2 aislada de veneno Lachesis muta. Tesis para optar al grado de Magíster en Microbiología. FFB. UNMSM. 2009.

97. Ortiz C. Aplicación de la técnica del ADN polimórfico Amplificado al Azar (RAPD) en el estudio molecular de Lama Pacos. Tesis para obtener el título de Químico Farmacéutico 2004, p. 35 – 43.

98. Rada G. Indicadores de Riesgo Epidemiológico. INDEPIS. PDF. Universidad Católica de Chile. 2007, p 12, 16.

99. http://es.wikipedia.org/wiki/Riesgo_relativo, revisada 11 Mayo 2009.

100. Cruz M, Montoya C, Gutierrez M, Wacher N, Kumato J. Polimorfismo de genes relacionados con diabetes tipo 2. Revista médica IMSS 2002; 40(2):113-125.

101. Fujisawa T, Ikegami H, Yamato E, Takekawa K, Nakagawa H, Hamada Y, et al. Asociation of Trp64Arg mutation of the β_3-adrenergic-receptor with NIDDM and body weight gain. Diabetología. 1996; 39: 349-352.

102. Festa **A,** Krugluger W, Shnawa N, Hopmeier P, Haffner S, Schernthaner G. Trp64Arg Polymorphism of the B_3-Adrenergic Receptor Gene in Pregnancy: Association with Mild Gestational Diabetes Mellitus. The Journal of Clinical Endocrinology & Metabolism USA. 1999; Vol 84, Nº 5 1695-1698.

103. Naori S**,** Yoshida T, Umekawa T, Kogure A, Takakura Y, Kondo M. Effects of Trp 64 Arg Mutation in the β_3-adrenergic receptor gene on weight loss, body fat Distribution, Glycemic Control, and insulin resistance in Obese type 2 Diabetic Patients. Diabetes Care. 1997; volume 20, number 12: 1887-1900.

104. Ongphiphadhanakul B, Rajatanavin R, Chanprasertyothin S, Piaseu N, Chailurkit L, Komindr S, et al. Relation of β_3-adrenérgico receptor gene mutation to

total body fat but not percent body fat and insulina level in Thais. Metabolism. 1999; 48(5):564-7.

105. Silver K, Mitchell BD, Walston J, Sorkin JD, Stern MP, Roth J, Shuldiner AR. Trp64Arg β_3 -adrenérgico receptor and obesity in Mexican Americans. Human Genetic 1997; 101 (3): 306 -11

106. Comparison of Body Fat Distribution and Blood Lipid Profiles according to Trp64Arg Polymorphism for the β_3– Adrenergic Receptor Gene in Korean Middle-Aged Women.

107. Xiang K, Jia W, Lu J, Tang J, Ding W, Sun D, Li J. Effects of Trp64Arg mutation in the β_3-adrenergic receptor gene on body fat, plasma glucose level, lipid profile, insulin secretion and action in Chinese. MEDLINE. 1998; 15(6):337-40.

108. Overen van-Dybiez A, Vonkeman H, Bon M, van den Bergh F, Vermes I. β_3-adrenérgico receptor gene polymorphism and type 2 diabetes in a Caucasian population Diabetes Obes. Metab. 2001 Feb, 3(1):47-51.

109. Arri K, Suehiro T, Yamamoto M, Ito H, Ikeda Y, Nakauchi Y, et al. Trp64Arg Mutation of β_3-adrenergic Receptor and Insulin Sensitivity in Subjects with Glucose intolerante. Internal Medicine. 1997; Vol. 36, Nº 9: 603-606.

110. Nobuyuki S, Yasuda K, Moritani T, Ue M, Adachi T, Tanaka H, et al. The Asociation between en Trp64Arg Polymorphism of the β_3-adrenergic Receptor and Autonomic Nervous System Activity. The Journal of Clinical Endocrinology & Metabolism USA. 1999; Vol 84, Nº 5: 1693-1698.

VIII. ANEXOS

ANEXO 1. Relación global de personas con Diabetes tipo 2 (DMNID)

Código	Género	Genotipo	Edad	Diabét	Gluc	Hb_G	Colest	HDL_C	LDL_C	Triglicér	Lípidos	Talla	Peso	IMC
001	M	Trp64Arg	68	si	82,80	8,30	176,20	38,50	150,74	65,18	420,00	1,63	58,00	21,83
002	F	Trp64Trp	53	si	179,31	7,60	235,89	48,10	218,89	155,50	640,00	1,58	68,00	27,24
003	F	Trp64Arg	85	si	110,34	9,80	246,15	38,30	237,48	148,14	645,00	1,55	75,00	31,22
004	F	Trp64Arg	48	si	301,72	13,90	205,12	45,00	181,60	107,40	380,00	1,70	55,00	19,03
005	M	Trp64Trp	47	si	237,93	10,90	153,84	43,10	137,40	133,30	320,00	1,60	70,00	27,34
006	F	Trp64Arg	63	si	234,48	13,20	143,58	44,20	119,36	99,90	540,00	1,47	59,00	27,30
007	M	Trp64Trp	45	si	301,72	12,90	158,97	25,30	176,48	214,05	640,00	1,60	62,00	24,22
008	M	Trp64Trp	40	si	293,10	13,08	211,94	45,40	196,16	148,10	840,00	1,62	49,00	18,67
009	M	Trp64Trp	60	si	76,40	11,90	197,30	35,70	214,18	262,90	880,00	1,75	79,00	25,80
010	F	Trp64Trp	68	si	112,06	9,20	246,15	36,20	232,17	111,10	820,00	1,62	68,00	25,91
015	F	Trp64Trp	18	si	135,75	14,40	199,80	42,40	172,21	74,07	526,00	1,68	54,00	19,13
016	F	Trp64Trp	49	si	342.	.	213,50	28,70	212,20	137,02	495,00	1,62	49,00	18,67
017	F	Trp64Arg	43	si	274	16,65	204,40	67,40	153,00	79,99	440,00	1,50	55,00	24,44
021	F	Arg6Arg	52	si	99	10.83	211,40	63,20	167,31	95,55	609,00	1,61	66,00	25,46
022	F	Trp64Arg	52	si	69	10,8	267,30	29,70	278,49	204,43	926,00	1,55	58,00	24,14
025	M	Trp64Arg	42	si	380,17	10.98	159,30	40,10	142,46	116,28	820,00	.1.65	65.00	23.8
027	F	Trp64Arg	76	si	128	.	225,60	45,70	208,49	142,95	950,00	1.60	75.00	29.2
028	F	Trp64Trp	40	si	366,37	9,28	166,70	18,50	189,98	208,88	642,00	1.50	50.00	22.2
029	F	Trp64Trp	41	si	107,32	.	156,70	29,30	195,84	342,20	423,00	1.58	64.00	25.6
030	F	Arg6Arg	57	si	398,18	.	141,74	21,20	148,09	137,77	500,00	1,44	58,00	27,97
032	M	Trp64Arg	50	si	321,12	.	179,23	27,80	242,09	453,31	947,00	1,72	88,00	29,75
035	F	Trp64Trp	48	si	318,57	.	210,60	22,20	275,21	434,05	1065,00	1.65	68.00	24.9
048	F	.	56	si	.	.	.	.	.	.	.	1,55	55,00	22,89
050	F	.	56	si	.	.	.	.	.	.	.	1,45	50,00	23,78
051	M	Trp64Arg	65	si	201,25	12,58	166,00	29,40	158,84	111,20	779,00	1,72	62,00	20,96
052	F	Trp64Arg	62	si	303,75	12,07	209,00	37,20	207,20	177,00	1082,00	1,55	50,00	20,81
053	F	Trp64Trp	54	si	87,50	5,71	215,00	33,80	209,66	142,30	692,00	1,55	51,00	21,23
054	M	Trp64Arg	72	si	75,00	7,55	197,00	39,40	184,70	135,50	738,00	1,65	80,00	29,38
055	M	Trp64Trp	41	si	298,75	15,16	230,00	40,10	212,84	114,70	1056,00	1,75	60,00	19,59

057	M	Trp64Trp	48	si	346,25	11,29	181,0	39,10	188,76	234,30	1056,0	1,60	65,00	25,39
058	M	Trp64Ar	47	si	202,25	13,02	276,0	30,70	324,96	398,30	1728,0	1,64	69,00	25,65
061	F	Arg64Arg	60	si	222,50	13,08	274,00	41,20	254,88	110,40	1097,00	1,60	60,00	23,44
062	M	Trrp64Trp	65	si	131,25	9,59	165,00	29,80	262,56	136,80	667,00	1,60	65,00	25,39
065	F	Arg64Arg	77	si	68,50	7,85	161,00	39,80	154,62	167,10	872,00	1,65	60,00	22,04
072	F	Trp64Trp	45	si	269,80	10,66	188,96	40,10	176,14	136,40	481,00	1,55	60,00	24,97
078	F	Trp64Trp	53	si	128,30	6,96	189,54	33,50	170,96	74,60	708,00	1,65	70,00	25,71
081	M	Trp64Trp	83	si	69,40	.	275,00	39,90	259,76	123,30	954,00	1.55	62.00	25.9
091	M	Trp64Trp	55	si	112,80	7,64	130,30	17,60	131,84	95,70	.	1,60	69,00	26,95
093	M	Arg64Arg	53	si	208,70	12,44	189,10	22,50	198,06	157,30	.	1,65	73,00	26,81
095	M	Arg64Arg	62	si	88,90	5,00	130,70	31,40	121,38	110,40	.	1,70	74,00	25,61
096	F	Trp64Trp	65	si	178,70	9,49	150,10	12,10	174,66	183,30	.	1.58	60.00	24.0
098	F	.	50	si	112,10	.	180,50	13,80	228,18	307,40	1111,90	1,50	48,00	21,33
100	M	Trp64Trp	57	si	182,10	5,85	119,30	21,40	108,28	51,90	.	1,60	67,00	26,17
101	F	Trp64Trp	46	si	109,80	5,30	178,30	31,60	166,22	97,60	.	1.58	80.00	32.0
104	F	Trp64Trp	55	si	138,60	7,70	291,60	26,20	300,80	177,00	.	1.47	62.00	28.6
105	F	Trp64Trp	52	si	89,40	6,26	216,20	30,30	206,56	103,30	770,15	1,57	65,00	26.3
106	F	.	47	si	110,60	.	190,20	18,40	206,90	175,50	.	1.52	62.00	26.8
107	M	Trp64Arg	47	si	184,40	8,87	215,30	14,60	250,78	250,40	.	1,67	80,00	28,69
110	F	Trp64Trp	55	si	138,30	7,38	172,30	18,70	171,26	88,30	.	1,50	52,00	23,11
112	F	Trp64Trp	53	si	283,90	8,09	156,70	19,40	161,42	120,60	.	1,50	50,00	22,22
113	F	.	55	si	107,20	.	140,10	30,50	146,68	185,40	.	1.60	65.00	25.3
115	F	Trp64Trp	52	si	287,80	8,75	289,40	17,30	329,20	285,50	.	1.59	66.00	26.1
116	F	Trp64Trp	50.	si	114,40	4,78	121,30	18,60	119,58	84,40	.	1.58	.63.00	25.2
118	M	.	38	si	126,80	8,60	138,50	19,30	152,94	168,70	.	1.69	73.00	25.5
124	M	Trp64Trp	62	si	321,00	.	143,30	.	.	154,20	.	1,64	75,00	27,89
125	F	Trp64Trp	45	si	382,30	10,58	160,10	45,00	144,16	145,30	.	1,49	41,00	18,47
130	F	Trp64Trp	63	si	276,20	9,09	199,60	38,00	231,64	550,20	1177,81	1,50	55,00	24,44
131	F	Trp64Trp	55	si	316,40	11,90	156,30	51,00	140,20	174,50	864,83	1,68	65,00	23,03
132	F	Trp64Trp	62	si	184,20	6,45	165,50	64,00	129,98	142,40	.	1,50	68,00	30,22
134	M	Trp64Trp	61	si	288,70	11,08	161,20	41,00	146,32	130,60	.	1.58	64.00	25.6

136	F	Trp64Trp	56	si	103,40	7,39	176,70	25,00	178,20	132,50	407,30	1.55	65.00	27.0
137	M	Trp64Trp	70	si	107,10	7,05	175,50	42,00	168,18	173,40	881,30	1,65	60,00	22,04
138	F	Trp64Trp	47	si	185,70	8,29	168,20	42,00	147,10	104,50	.	1,58	64,00	25,64
146	F	Trp64Trp	56	si	128,20	8,53	158,70	31,00	165,82	190,60	819,50	1.55	61.00	39.3
147	M	.	69	si	178,30	9,24	181,30	25,00	202,38	230,40	1021,00	1,65	79,00	29,02
151	F	Trp64Trp	62	si	336,70	12,70	162,10	42,00	192,26	360,80	1606,11	1,60	60,00	23,44
152	F	Trp64Trp	56	si	111,10	5,37	158,90	20,00	201,14	311,20	.	1,48	65,00	29,67
153	F	Trp64Trp	73	si	368,30	11,19	140,30	66,00	87,64	66,70	.	1.58	60.00	24.0
154	F	.	54	si	122,10	10,04	208,70	27,00	270,54	444,20	1251,94	1.56	59.00	24.2

163	M	Trp64Arg	69	si	80,70	6,62	122,60	37,00	100,24	73,20	597,60	1,70	65,00	22,49
166	F	Trp64Arg	52	si	318,15	.	162,10	40,50	136,76	75,80	.	1.45	66.00	31.3
167	F	.	43	si	270,37	.	176,20	23,40	179,42	133,10	.	1,65	72,00	26,45
168	F	.	51	si	105,92	.	229,60	43,50	224,76	193,30	.	1.54	71.00	29.9
170	F	Trp64Arg	66	si	106,90	.	122,30	27,40	107,14	61,20	.	1,72	79,00	26,70
171	M	Trp64Arg	66	si	205,34	.	148,40	34,20	130,02	79,10	.	1,72	100,00	33,80
174	F	Arg64Arg	35	si	83,92	.	162,40	29,30	133,10	.	.	1,59	61,00	24,13
177	M	Trp64Trp	54	si	169,92	.	140,10	35,60	122,76	91,30	.	1,61	80,00	30,86
179	F	Trp64Trp	44	si	223,40	.	205,40	41,40	190,26	131,30	.	1,60	70,00	27,34
180	M	.	44	si	327,19	.	149,80	31,20	118,60	.	.	1,62	60,00	22,86
187	F	Trp64Arg	37	si	381,43	.	144,40	41,30	124,36	106,30	.	1,44	46,00	22,18
188	F	Trp64Trp	56	si	261,50	.	184,00	.	201,34	86,70	.	1.57	75.00	30.4
190	M	Trp64Arg	47	si	166,30	.	236,50	48,30	228,50	201,50	.	1.64	70.00	26.0
191	M	Arg64Arg	57	si	397,90	.	123,60	42,20	107,50	130,50	.	1,60	50,00	19,53
216	M	.	49	si	203,00	.	188,42	44,30	174,43	151,55	496,10	1,65	75,00	27,55
221	M	.	46	si	161,00	.	165,26	42,66	142,60	100,01	519,55	1,65	68,00	24,98
235	F	.	54	si	123,00	.	223,95	51,44	208,36	179,24	602,85	1,56	54,00	22,19

ANEXO 2. Relación de Diabéticos con genotipo nativo Trp64Trp

Código	Género	Genotipo	Edad	Diab	Gluc	Hb_G	Colest	HDL.C	LDL_C	Triglicér	Lípidos	Talla	Peso	IMC
002	F	Trp64Trp	53	si	179,3	7,60	235,8	48,10	218,89	155,5	640,0	1,58	68,00	27,24
005	M	Trp64Trp	47	si	237,9	10,90	153,8	43,10	137,40	133,3	320,0	1,60	70,00	27,34
007	M	Trp64Trp	45	si	301,7	12,90	158,9	25,30	176,48	214,0	640,0	1,60	62,00	24,22
008	M	Trp64Trp	40	si	293,1	13,08	211,9	45,40	196,16	148,1	840,0	1,62	49,00	18,67
009	M	Trp64Trp	60	si	76,40	11,90	197,3	35,70	214,18	262,9	880,0	1,75	79,00	25,80
010	F	Trp64Trp	68	si	112,0	9,20	246,1	36,20	232,17	111,1	820,0	1,62	68,00	25,91
015	F	Trp64Trp	18	si	513,7	14,40	199,8	42,40	172,21	74,07	526,0	1,68	54,00	19,13
016	F	Trp64Trp	49	si	428,1	.	213,5	28,70	212,20	137,0	495,0	1,62	49,00	18,67
028	F	Trp64Trp	40	si	366,3	9,28	166,7	18,50	189,98	208,8	642,0	1.50	50.00	22.2
029	F	Trp64Trp	41	si	107,32	.	156,70	29,30	195,84	342,20	423,0	1.58	64.00	25.6
035	F	Trp64Trp	48	si	318,57	.	210,60	22,20	275,21	434,05	1065,0	1.65	68.00	24.9
053	F	Trp64Trp	54	si	87,50	5,71	215,00	33,80	209,66	142,30	692,0	1,55	51,00	21,23
055	M	Trp64Trp	41	si	298,75	15,16	230,00	40,10	212,84	114,70	1056,0	1,75	60,00	19,59
057	M	Trp64Trp	48	si	346,25	11,29	181,00	39,10	188,76	234,30	1056,0	1,60	65,00	25,39
062	M	Trp64Trp	65	si	131,25	9,59	265,00	29,80	262,56	136,80	667,0	1,60	65,00	25,39
072	F	Trp64Trp	45	si	269,80	10,66	188,96	40,10	176,14	136,40	481,0	1,55	60,00	24,97
078	F	Trp64Trp	53	si	128,30	6,96	189,54	33,50	170,96	74,60	708,0	1,65	70,00	25,71
081	M	Trp64Trp	83	si	69,40	.	275,00	39,90	259,76	123,30	954,0	1.55	62.00	25.9
091	M	Trp64Trp	55	si	112,80	7,64	130,30	17,60	131,84	95,70	.	1,60	69,00	26,95
096	F	Trp64Trp	65	si	178,70	9,49	150,10	12,10	174,66	183,30	.	1.58	60.00	24.0
100	M	Trp64Trp	57	si	182,10	5,85	119,30	21,40	108,28	51,90	.	1,60	67,00	26,17
101	F	Trp64Trp	46	si	109,80	5,30	178,30	31,60	166,22	97,60	.	1.58	80.00	32.0
104	F	Trp64Trp	55	si	138,60	7,70	291,60	26,20	300,80	177,00	.	1.47	62.00	28.6
105	F	Trp64Trp	52	si	89,40	6,26	216,20	30,30	206,56	103,30	770,15	1,57	65,00	26.3
110	F	Trp64Trp	55	si	138,30	7,38	172,30	18,70	171,26	88,30	.	1,50	52,00	23,11
112	F	Trp64Trp	53	si	283,90	8,09	156,70	19,40	161,42	120,60	.	1,50	50,00	22,22
115	F	Trp64Trp	52	si	287,80	8,75	289,40	17,30	329,20	285,50	.	1.59	66.00	26.1
116	F	Trp64Trp	.	si	114,40	4,78	121,30	18,60	119,58	84,40	.	1.58	.63.00	25.2

124	M	Trp64Trp	62	si	321,00	.	143,30	.	.	154,20	.	1,64	75,00	27,89
125	F	Trp64Trp	45	si	382,30	10,58	160,10	45,00	144,16	145,30	.	1,49	41,00	18,47
130	F	Trp64Trp	63	si	276,20	9,09	199,60	38,00	231,64	350,20	1177,8	1,50	55,00	24,44
131	F	Trp64Trp	55	si	316,40	11,90	156,30	51,00	140,20	174,50	864,83	1,68	65,00	23,03
132	F	Trp64Trp	62	si	184,20	6,45	165,50	64,00	129,98	142,40	.	1,50	68,00	30,22
134	M	Trp64Trp	61	si	288,70	11,08	161,20	41,00	146,32	130,60	.	1.58	64.00	25.6
136	F	Trp64Trp	56	si	103,40	7,39	176,70	25,00	178,20	132,50	407,30	1.55	65.00	27.0
137	M	Trp64Trp	70	si	107,10	7,05	175,50	42,00	168,18	173,40	881,30	1,65	60,00	22,04
138	F	Trp64Trp	47	si	185,70	8,29	168,20	42,00	147,10	104,50	.	1,58	64,00	25,64
146	F	Trp64Trp	56	si	128,20	8,53	158,70	31,00	165,82	190,60	819,50	1.55	61.00	39.3
151	F	Trp64Trp	62	si	336,70	12,70	162,10	42,00	192,26	360,80	1606,1	1,60	60,00	23,44
152	F	Trp64Trp	56	si	111,10	5,37	158,90	20,00	201,14	311,20	.	1,48	65,00	29,67
153	F	Trp64Trp	73	si	368,30	11,19	140,30	66,00	87,64	66,70	.	1.58	60.00	24.0
177	M	Trp64Trp	54	si	169,92	.	140,10	35,60	122,76	91,30	.	1,61	80,00	30,86
179	F	Trp64Trp	44	si	223,40	.	205,40	41,40	190,26	131,30	.	1,60	70,00	27,34
188	F	Trp64Trp	56	si	261,50	.	184,00	.	201,34	86,70	.	1.57	75.00	30.4

ANEXO 3. Relación de Diabéticos con polimorfismo Trp64Ar

Código	Género	Genotipo	Edad	Diabét	Gluc	Hb_G	Colest	HDL.C	LDL_C	Triglicér	Lípidos	Talla	Peso	IMC
001	M	Trp64Arg	68	si	82,80	8,30	176,20	38,50	150,74	65,18	420,00	1,63	58,00	21,83
003	F	Trp64Arg	85	si	110,34	9,80	246,15	38,30	237,48	148,14	645,00	1,55	75,00	31,22
004	F	Trp64Arg	48	si	301,72	13,90	205,12	45,00	181,60	107,40	380,00	1,70	55,00	19,03
006	F	Trp64Arg	63	si	234,48	13,20	143,58	44,20	119,36	99,90	540,00	1,47	59,00	27,30
017	F	Trp64Arg	43	si	342,50	16,65	204,40	67,40	153,00	79,99	440,00	1,50	55,00	24,44
022	F	Trp64Arg	52	si	169,87	10,83	267,30	29,70	278,49	204,43	926,00	1,55	58,00	24,14
025	M	Trp64Arg	42	si	380,17	11,60	159,30	40,10	142,46	116,28	820,00	.1.65	65.00	23.8
027	F	Trp64Arg	76	si	145,90	.	225,60	45,70	208,49	142,95	950,00	1.60	75.00	29.2
032	M	Trp64Arg	50	si	321,12	.	179,23	27,80	242,09	453,31	947,00	1,72	88,00	29,75
051	M	Trp64Arg	65	si	201,25	12,58	166,00	29,40	158,84	111,20	779,00	1,72	62,00	20,96
052	F	Trp64Arg	62	si	303,75	12,07	209,00	37,20	207,20	177,00	1082,00	1,55	50,00	20,81
054	M	Trp64Arg	72	si	75,00	7,55	197,00	39,40	184,70	135,50	738,00	1,65	80,00	29,38
058	M	Trp64Arg	47	si	202,25	13,02	276,00	30,70	324,96	398,30	1728,00	1,64	69,00	25,65
107	M	Trp64Arg	47	si	184,40	8,87	215,30	14,60	250,78	250,40	.	1,67	80,00	28,69
163	M	Trp64Arg	69	si	80,70	6,62	122,60	37,00	100,24	73,20	597,60	1,70	65,00	22,49
166	F	Trp64Arg	52	si	318,15	.	162,10	40,50	136,76	75,80	.	1.45	66.00	31.3
170	F	Trp64Arg	66	si	106,90	.	122,30	27,40	107,14	61,20	.	1,72	79,00	26,70
171	M	Trp64Arg	66	si	205,34	.	148,40	34,20	130,02	79,10	.	1,72	100,00	33,80
187	F	Trp64Arg	37	si	381,43	.	144,40	41,30	124,36	106,30	.	1,44	46,00	22,18
190	M	Trp64Arg	47	si	166,30	.	236,50	48,30	228,50	201,50	.	1.64	70.00	26.0
20	20	20	20	20	20	13	20	20	20	20	14	16	16	16

ANEXO 4. Relación de Diabéticos con genotipo Arg64Arg.

Código	Género	Genotipo	Edad	Diabét	Gluc	Hb_G	Colest	HDL.C	LDL_C	Triglicér	Lípidos	Talla	Peso	IMC
021	F	Arg64Arg	52	si	390,45	7,12	211,40	63,20	167,31	95,55	609,00	1,61	66,00	25,46
030	F	Arg64Arg	57	si	398,18	.	141,74	21,20	148,09	137,77	500,00	1,44	58,00	27,97
061	F	Arg64Arg	60	si	222,50	13,08	274,00	41,20	254,88	110,40	1097,00	1,60	60,00	23,44
065	F	Arg64Arg	77	si	68,50	7,85	161,00	39,80	154,62	167,10	872,00	1,65	60,00	22,04
093	M	Arg64Arg	53	si	208,70	12,44	189,10	22,50	198,06	157,30	.	1,65	73,00	26,81
095	M	Arg64Arg	62	si	88,90	5,00	130,70	31,40	121,38	110,40	.	1,70	74,00	25,61
174	F	Arg64Arg	35	si	83,92	.	162,40	29,30	133,10	.	.	1,59	61,00	24,13
191	M	Arg64Arg	57	si	397,90	.	123,60	42,20	107,50	130,50	.	1,60	50,00	19,53
8	8	8	8	8	8	5	8	8	8	7	4	8	8	8

ANEXO 5. Relación global del grupo control

Código	Género	Genotipo	Edad	Diabét	Gluc	Hb_G	Colest	HDL.C	LDL_C	Triglicér	Lípidos	Talla	Peso	IMC
011	F	.	50	no	98,27	.	264,10	41,30	241,32	92,58	740,00	1,55	84,00	34,96
012	M	.	25	no	70,00	.	148,30	60,20	93,28	25,92	640,00	1,70	64,00	22,15
013	F	.	56	no	81,00	.	214,30	31,70	214,45	159,25	649,00	1,50	62,00	27,56
014	M	Trp64Trp	50	no	71,57	.	161,30	43,10	138,94	103,69	462,00	1,60	80,00	31,25
018	F	.	46	no	63,36	12,32	167,20	51,30	131,31	77,03	570,00	1,57	70,00	28,40
019	M	Trp64Trp	50	no	76,37	6.07.	191,70	48,60	162,95	99,25	502,00	1,57	70,00	28,40
020	F	Trp64Arg	51	no	93,15	7.12	215,30	29,70	213,15	137,77	708,00	1,50	68,00	30,22
023	F	.	51	no	84,93	10,80	198,40	31,40	205,22	191,10	870,00	1,65	59,00	21,67
024	F	Arg64Arg	50	no	96,92	.11.60	225,60	33,70	216,05	120,73	780,00	1,52	52,00	22,51
026	F	Arg64Arg	46	no	86,98	10,98	179,40	46,30	153,10	99,99	640,00	1,55	53,00	22,06
031	F	Trp64Arg	37	no	71,31	.	203,80	34,70	228,65	297,76	907,00	1,58	63,00	25,24
033	F	.	53	no	.	.	.	.	.	.	.	1,60	55,00	21,48
034	F	.	77	no	.	.	.	.	.	.	.	1,70	80,00	27,68
038	F	Trp64Trp	59	no	99,36	.	144,60	22,40	165,16	214,80	809,00	1,54	65,00	27,41
039	F	.	36	no	76,14	.	154,59	36,50	231,27	565,89	764,00	1,60	70,00	27,34
040	F	Trp64Trp	57	no	90,40	.	193,24	27,40	272,20	531,82	955,00	1,60	60,00	23,44
041	M	.	76	no	87,15	.	116,20	25,60	140,82	251,10	699,00	1,63	63,00	23,71
042	F	Arg64Arg	53	no	72,18	.	213,50	37,30	208,20	159,99	1004,0	1,60	60,00	23,44
043	F	.	17	no	70,11	.	160,00	32,40	148,04	102,22	569,00	1,58	42,00	16,82
044	F	.	20	no	87,46	.	140,10	36,10	124,30	101,48	695,00	1,56	45,00	18,49
045	F	Trp64Trp	30	no	92,15	.	191,30	29,70	187,38	128,88	756,00	1,61	65,00	25,08
046	F	Trp64Arg	69	no	87,46	.	191,70	31,50	257,68	487,38	1057,0	1,57	55,00	22,31
047	F	.	61	no	65,93	.	178,30	40,10	166,66	142,30	983,00	1,53	70,00	29,90
056	F	.	61	no	78,75	.	246,00	36,30	230,86	105,80	1036,0	1,52	52,00	22,51
059	F	Trp64Trp	57	no	72,40	7,87	184,00	28,80	177,42	111,10	918,00	1,56	59,00	24,24
060	F	.	55	no	70,10	7,00	241,00	30,50	237,58	135,40	1123,0	1,60	60,00	23,44
063	F	.	69	no	115,4	7,21	266,00	39,90	254,44	141,70	1195,0	.1.65	69.00	25.3
064	F	.	49	no	69,80	6,59	176,00	40,20	152,10	81,50	590,00	1,56	75,00	30.8
066	F	.	48	no	71,40	.	205,00	29,80	195,94	103,70	774,00	1.67	82.00	29.4

067	F	Arg64Arg	29	no	72,70	6,84	181,00	30,70	162,66	61,80	510,00	1,50	53,00	23,56
068	F	.	50	no	70,40	.	266,00	36,60	264,92	177,60	1056,0	.1.55	67.00	27.8
069	F	.	52	no	79,80	.	216,00	39,10	198,92	110,10	887,00	1,53	60,00	25,63
070	F	.	49	no	72,40	6,52	118,00	29,20	105,66	84,30	474,00	1,55	62,00	25,81
071	M	.	51	no	71,10	6,73	174,00	34,10	167,06	135,80	646,00	1,68	78,00	27,64
073	M	.	53	no	81,40	.	202,00	38,60	271,12	538,60	1431,0	1,58	59,00	23,63
074	F	.	44	no	69,50	.	193,00	33,40	201,48	209,40	940,00	1,58	58,00	23,23
075	F	.	43	no	73,50	.	179,00	41,20	168,84	155,20	838,00	1,63	62,00	23,34
076	F	.	25	no	73,90	.	205,00	43,10	193,02	155,60	897,00	1,58	68,00	27,24
077	F	.	51	no	81,40	.	276,00	38,30	291,82	270,60	903,00	1,52	57,00	24,67
079	F	.	50	no	74,00	.	167,00	30,70	171,00	173,50	680,00	1,55	103,0	42,87
080	M	.	49	no	.	.	.	.	.	.	.	1,65	72,00	26,45
082	F	.	77	no	85,50	9,31	192,00	29,80	185,66	117,30	820,00	.1.60	61.00	23.8
083	M	.	11	no	70,00	.	121,00	25,70	107,78	62,40	450,00	1,75	79,00	25,80
084	M	.	49	no	74,50	.	191,40	18,30	194,74	108,20	.	1,70	87,00	30,10
085	F	Trp64Trp	34	no	78,20	6,54	150,70	22,50	140,70	62,50	.	1,55	79,00	32,88
086	F	.	50	no	99,70	.	138,80	19,20	144,28	123,40	.	1,65	52,00	19,10
087	F	.	52	no	76,60	.	164,10	24,10	151,86	59,30	.	.1.56	63.00	25.8
088	F	.	42	no	92,40	.	134,20	17,40	133,12	81,60	.	1.58	.55.00	22.0
089	M	.	50	no	69,70	.	170,80	25,20	176,36	153,80	.	1,70	60,00	20,76
090	F	.	34	no	71,90	.	181,50	28,70	164,90	60,50	.	.1.60	73.00.	28.5
092	M	Arg64Arg	31	no	73,60	6,84	148,70	15,20	148,18	73,40	.	1.72	75.00	25.3
094	F	Trp64Trp	50	no	75,50	6,58	187,60	31,60	169,50	67,50	.	1.50	60.00	26.6
097	F	.	55	no	78,20	11,10	199,20	20,90	222,82	222,60	791,00	1.48	60.00	27.4
099	F	.	59	no	95,40	.	223,20	19,30	243,74	199,20	.	1,50	56,00	24,89
102	F	.	40	no	84,50	.	212,10	38,70	194,48	105,40	.	1.55	57.00	23.5
103	F	.	.	no	68,80	.	186,50	30,50	172,66	83,30	.	1.58	60.00	24.0
108	F	.	22	no	73,10	.	165,60	42,20	140,52	85,60	.	1,55	65,00	27,06
109	M	.	54	no	105,2	.	171,10	37,30	151,84	90,20	.	1,54	64,00	26,99
111	F	.	53	no	86,10	.	208,30	25,80	206,78	121,40	.	.	.	.
114	F	.	36	no	89,40	.	173,80	20,70	177,32	121,10	.	.	.	.

117	F	.	65	no	86,40	.	215,50	18,10	249,16	258,80	931,44	1,58	60,00	24,03
119	F	.	53	no	86,80	.	110,30	17,50	128,12	176,60	.	.	.	.
120	F	.	51	no	76,70	.	180,10	17,80	188,32	130,10	.	.	.	.
121	M	.	54	no	71,10	.	160,00	19,40	166,72	130,60	.	.	.	.
126	M	.	57	no	92,20	.	132,40	25,00	180,92	367,60	.	1,68	66,00	23.3
127	F	.	51	no	78,26	.	187,60	35,00	189,08	182,40	.	1,45	45,00	21.4
128	M	.	17	no	68,20	.	142,30	51,00	110,02	93,60	.	1,65	65,00	23.8
129	F	.	52	no	97,30	.	190,20	32,00	185,46	136,30	.	1,48	55,00	25,11
133	F	.	37	no	76,40	.	160,10	35,00	161,92	184,10	.	1.55	61.00	25.3
135	M	.	47	no	77,60	.	117,40	35,00	104,06	108,30	.	1.63	78.00	29.3
139	M	.	29	no	76,20	.	137,60	47,00	102,74	60,70	.	1,70	70,00	24,22
140	F	.	23	no	72,70	.	185,40	46,00	164,24	124,20	.	.	.	.
141	F	.	51	no	92,50	.	172,10	42,00	171,76	208,30	.	1,66	65,00	23,59
142	F	.	53	no	78,20	.	157,30	49,00	132,24	119,70	.	1.46	64.00	30.0
143	M	.	45	no	73,40	.	137,80	35,00	129,12	131,60	.	1.68	80.00	28.3
144	M	.	50	no	75,30	.	135,20	60,00	88,54	66,70	.	1,73	55,00	18,38
145	M	.	50	no	81,60	.	140,90	56,00	105,58	103,40	.	1.65	64.00	23.5
148	F	.	57	no	70,10	.	159,60	47,00	138,06	127,30	.	1.65	60.00	22.0
149	F	.	63	no	72,40	.	151,40	44,00	134,10	133,50	.	1,60	68,00	26,56
150	F	.	69	no	79,60	.	161,50	33,00	169,44	204,70	.	1.65	70.00	25.7
155	M	.	61	no	103,0	.	163,71	56,28	149,43	210,00	598,72	1,74	91,00	30,06
156	F	.	79	no	79,70	.	161,20	27,00	187,46	266,30	.	1.55	63.00	26.2
157	F	.	66	no	99,30	.	198,30	48,00	181,86	157,80	.	1.56	80.00	32.8
158	F	Trp64Trp	30	no	72,80	.	118,70	32,00	102,94	81,20	.	1.63	48.00	18.0
159	F	.	43	no	69,50	.	152,40	44,00	137,50	145,50	.	1,50	80,00	35,56
160	F	.	53	no	78,10	.	151,50	50,00	119,04	87,70	.	1,56	85,00	34,93
161	F	.	33	no	81,90	.	135,60	27,00	138,12	147,60	.	1.58	69.00	27.6
162	F	.	59	no	84,50	.	115,50	33,00	106,52	120,10	.	1.52	90.00	38.9
164	F	.	52	no	92,30	.	168,70	32,00	163,62	134,60	.	1,55	70,00	29,14
165	F	.	49	no	70,80	.	162,70	27,00	168,78	165,40	.	1,76	94,00	30,35
169	M	Trp64Trp	54	no	72,50	.	199,50	31,30	197,40	146,00	.	1,65	69,00	25.3

172	M	.	49	no	65,07	.	207,60	30,60	199,34	111,70	.	1,65	75,00	27,55
173	F	.	47	no	70,49	.	201,30	38,10	178,24	75,20	.	1,67	75,00	26,89
175	F	.	31	no	88,56	.	154,3	32,10	73.2	244,80	.	.	.	.
176	M	.	34	no	80,26	.	147,60	32,30	142,70	137,00	.	1.66	75.00	27.2
178	F	.	46	no	91,43	.	173,40	28,20	170,82	128,10	.	1.64	71.00	26.3
181	F	.	58	no	95,07	.	276,10	44,30	265,08	166,40	.	1.54	60.00	25.3
182	F	.	46	no	86,04	.	231,20	51,30	197,84	89,70	.	1.49	61.00	27.4
183	F	.	55	no	88,90	.	167,50	40,50	.	.	.	1,55	55,00	23.3
184	F	.	32	no	96,88	.	142,30	.	.	.	.	1,58	65,00	26.0
186	M	Trp64Trp	68	no	77,31	.	192,30	37,10	168,44	66,20	.	1,58	60,00	24.0
189	F	Arg64Arg	55	no	100,0	.	140,30	53,70	101,76	75,80	.	.1.55	62.00	25.4
192	M	.	45	no	104,1	.	149,60	32,50	117,10	.	.	1.68	109.0	38.6
193	F	.	64	no	86,39	.	211,20	37,20	210,06	180,30	.	1.51	80.00	35.0
194	M	.	60	no	95,44	.	176,50	28,30	180,02	159,10	.	1.64	86.00	31.9
195	F	.	39	no	61,09	.	163,40	60,10	135,26	159,80	.	1.55	65.00	27.0
196	M	.	64	no	92,20	.	197,70	25,60	199,18	135,40	.	1,65	73,00	26,81
197	M	Trp64Trp	32	no	93,21	.	169,30	41,30	166,84	194,20	.	1,68	96,00	34,01
198	F	.	32	no	97,96	.	179,40	35,50	164,62	103,60	.	1,65	80,00	29,38
199	F	.	27	no	82,05	.	171,20	26,50	174,56	149,30	.	1,61	58,00	22,38
200	F	.	62	si	81,49	.	153,20	44,60	125,72	85,60	.	1,58	60,00	24,03
201	F	.	20	no	81,60	.	173,50	58,40	122,28	35,90	.	1,61	55,00	21,22
202	F	.	42	no	93,90	.	103,60	37,30	74,62	41,60	.	1.55	68.00	36.6
203	F	.	23	no	93,90	.	159,40	50,20	115,42	31,10	.	1,59	56,00	22,15
214	F	.	32	no	91,00	.	156,00	48,26	118,66	54,62	446,02	1,48	58,00	26,48
215	M	.	41	no	85,00	.	162,17	55,30	123,95	85,39	469,11	1,61	69,00	26,62
217	F	.	42	no	97,00	.	164,49	45,10	156,62	186,16	435,20	1,60	80,00	31,25
220	M	.	51	no	74,00	.	191,51	52,30	169,37	150,80	542,26	1.60	57.00	22.2
222	M	.	75	no	96,00	.	209,27	54,22	203,67	243,08	639,66	1,63	67,00	25,22
230	F	.	54	no	100,0	.	170,66	55,00	143,97	141,55	555,20	1,64	69,00	25,65
234	F	.	79	no	105,0	.	243,00	54,16	229,61	203,85	655,70	1,58	65,00	26,04
122	122	21	116	122	117	16	117	116	115	114	50	78	78	70

ANEXO 6. Relación de Controles con genotipo nativo Trp64Trp

Código	Género	Genotipo	Edad	Diabét	Gluc	Hb_G	Colest	HDL.C	LDL_C	Triglicér	Lípidos	Talla	Peso	IMC
014	M	Trp64Trp	50	no	71,57	.	161,3	43,10	138,94	103,69	462,00	1,60	80,00	31,25
019	M	Trp64Trp	50	no	76,37	.	191,7	48,60	162,95	99,25	502,00	1,57	70,00	28,40
038	F	Trp64Trp	59	no	99,36	.	144,6	22,40	165,16	214,80	809,00	1,54	65,00	27,41
040	F	Trp64Trp	57	no	90,40	.	193,2	27,40	272,20	531,82	955,00	1,60	60,00	23,44
045	F	Trp64Trp	30	no	92,15	.	191,3	29,70	187,38	128,88	756,00	1,61	65,00	25,08
059	F	Trp64Trp	57	no	72,40	7,87	184,0	28,80	177,42	111,10	918,00	1,56	59,00	24,24
085	F	Trp64Trp	34	no	78,20	6,54	150,7	22,50	140,70	62,50	.	1,55	79,00	32,88
094	F	Trp64Trp	50	no	75,50	6,58	187,6	31,60	169,50	67,50	.	1.50	60.00	26.6
158	F	Trp64Trp	30	no	72,80	.	118,7	32,00	102,94	81,20	.	1.63	48.00	18.0
169	M	Trp64Trp	54	no	72,50	.	199,5	31,30	197,40	146,00	.	1,65	69,00	25.3
186	M	Trp64Trp	68	no	77,31	.	192,3	37,10	168,44	66,20	.	1,58	60,00	24.0
197	M	Trp64Trp	32	no	93,21	.	169,3	41,30	166,84	194,20	.	1,68	96,00	34,01
12	12	12	12	12	12	3	12	12	12	12	6	10	10	8

ANEXO 7. Relación de Controles con polimorfismo Trp64Arg

Código	Género	Genotipo	Edad	Diabét	Gluc	Hb_G	Colest	HDL C	LDL_C	Triglicér	Lípidos	Talla	Peso	IMC
020	F	Trp64Arg	51	no	93,15	6,07	215,3	29,70	213,1	137,77	708,00	1,50	68,00	30,22
031	F	Trp64Arg	37	no	71,31	.	203,8	34,70	228,6	297,76	907,00	1,58	63,00	25,24
046	F	Trp64Arg	69	no	87,46	.	191,7	31,50	257,6	487,38	1057,00	1,57	55,00	22,31
3	3	3	3	3	3	1	3	3	3	3	3	3	3	3

ANEXO 8. Relación de Controles con el genotipo Arg64Arg.

Código	Género	Genotipo	Edad	Diabét	Gluc	Hb_G	Colest	HDL.C	LDL_C	Triglicér	Lípidos	Talla	Peso	IMC
024	F	Arg64Arg	50	no	96,92	.	225,6	33,70	216,05	120,73	780,00	1,52	52,00	22,51
026	F	Arg64Arg	46	no	86,98	10,98	179,4	46,30	153,10	99,99	640,00	1,55	53,00	22,06
042	F	Arg64Arg	53	no	72,18	.	213,5	37,30	208,20	159,99	1004,0	1,60	60,00	23,44
067	F	Arg64Arg	29	no	72,70	6,84	181,0	30,70	162,66	61,80	510,00	1,50	53,00	23,56
092	M	Arg64Arg	31	no	73,60	6,84	148,7	15,20	148,18	73,40	.	1.72	75.00	25.3
189	F	Arg64Arg	55	no	100,00	.	140,3	53,70	101,76	75,80	.	.1.55	62.00	25.4
6	6	6	6	6	6	3	6	6	6	6	4	4	4	4

ANEXO 9. FORMATO DE FICHA CLÍNICA

UNIVERSIDAD NACIONAL MAYOR DE SAN MARCOS

FACULTAD DE FARMACIA Y BIOQUIMICA

F.Nº ....

NOMBRE...

A.P. A.M. Nombres

EDAD .... GÉNERO...

PESO ....TALLA............cm.........P. CINTURA............cm............P. CADERA............cm...

LUGAR DE NACIMIENTO ....

Prov. Dpto.

LUGAR DE PROCEDENCIA...

Prov. Dpto.

TIEMPO DE RESIDENCIA EN SULLANA (Para nacidos en otras provincias)

a. 5 años o más

b. Menos de 5 años

I. ANTECEDENTES PATOLÓGICOS

1. ENFERMEDAD PREVIA

1.1 ¿Ha tenido Ud. alguna (s) enfermedad (es)?

a) Si b) No

Cuál (es):

a) .... b) ....

c) .... d) ....

e) ....

1.2 ¿Padece Ud. de alguna enfermedad actualmente?

a) Si b) No

Cuál (es):

a) .... b) ....

c) .... d) ....

e) ....

1.3 ¿Padece Ud. de diabetes mellitas no insulino dependiente?

a) Si   b) No

Si su respuesta es no, pase a la pregunta 1.4.

Si su respuesta es si, conteste:

(1) ¿Hace que tiempo padece de diabetes mellitus no insulino dependiente?

....

(2) ¿En su familia existe pacientes diabéticos?

a) Si   b) No

(3) ¿Qué parentesco tiene con su familiar diabético?

....

1.4 ¿Actualmente se encuentra bajo algún tipo de tratamiento con medicamentos?

a) Si   b) No

Si su respuesta es si, cuales:

a) ....

b) ....

c) ....

d) ....

e) ....

II. RESULTADOS:

....

....

ANEXO 10. PROCEDIMIENTO PARA EXTRACCIÓN Y PURIFICACIÓN DEL ADN GENÓMICO

Kit Miniprep (AxyPrep) para ADN genómico de sangre total

Contenido, almacenaje y estabilidad del kit

Cat N°	AP-MN-BL-GDNA-50	AP-MN-BL-GDNA-250
Tamaño del kit	50 preparaciones	250 preparaciones
Columna de AxyPrep	50	250
Tubo de microcentrifuga de 2 ml	50	250
Tubo de microcentrifuga de 1.5 ml	50	250
Buffer AP1	30ml	150ml
Buffer AP2	6ml	30ml
Buffer W1A Concentrado	24ml	120ml
Buffer W2 Concentrado	24ml	2x72ml
Buffer TE	12ml	60ml
Manual del protocolo	1	1

Los bufferes proveídos en este kit son estables por un período de por lo menos 12 meses cuando está almacenado bajo adecuadas condiciones ambientales. Evite la exposición a temperaturas excesivas o luz de sol directa

Buffer AP1: Buffer para lisis de células. Almacenar a temperatura ambiente.

Buffer AP2: Buffer precipitante de Proteínas. Almacenar a temperatura ambiente.

Buffer W1A Concentrado: Buffer lavador. Almacenar a temperatura ambiente. Agregue la cantidad de etanol especificado en la etiqueta y almacene el frasco a temperatura ambiente. Se puede utilizar etanol de 95% o 100%.

Buffer W2 Concentrado: Buffer desalinador. Agregar la cantidad de etanol especificada y almacenar a temperatura ambiente. Puede utilizar etanol de 95% o 100%.

Buffer TE: 5 mM de Tris-HCl, 0.1mM de EDTA, pH 8.5. Almacenar a temperatura ambiente.

Introducción:

El aislamiento del ADN genómico de la sangre total por este método se basa en la eficiente liberación del ADN genómico de la sangre entera anticoagulada por una lisis especial de células y precipitación de hemo/proteínas con buffer AP1, unido a la adsorción selectiva de ADN genómico por una columna especial AxyPrep. El ADN genómico purificado es eluido con un Tris buffer bajo de sal que contiene 0.5 mM de EDTA, que aumenta la solubilidad del ADN y ayuda a proteger al ADN de alto peso molecular de subsecuente degradación de nucleasas. El ADN genómico de la sangre es aislado directamente de los glóbulos blancos (WBC) componente de la sangre total, sin la necesidad de remover los glóbulos rojos de la sangre (RBCs) previamente. Este kit puede también ser usado para extraer ADN de sangre seca. ADN viral, ARN viral y ADN mitocondrial podría también ser eficiente en la co-purificación del ADN genómico. El buffer AP1 destruye eficientemente cualquier bacteria y virus presente en la muestra de sangre, de tal modo que reduce el riesgo potencial de estos agentes infecciosos.

PRECAUCION

El buffer AP1 y el buffer W1A contienen químicos irritantes. Cuando se trabaja con estos, usar siempre ropa protectora conveniente tal como gafas de seguridad, mandiles de laboratorio y guantes. Tener cuidado y evitar el contacto con ojos y piel. En el caso de tal contacto, lávarse inmediatamente con agua. Si es necesario, buscar asistencia médica.

EQUIPAMENTO Y MATERIALES CONSUMIBLES ADICIONALES REQUERIDOS

- Microcentrifuga de capacidad de 12,000 × g
- Baño María
- Etanol de 95 o 100% (desnaturalizador)

PREPARACIÓN ANTES DEL EXPERIMENTO

Antes de usar el kit, agregar la cantidad de etanol especificada en la etiqueta del buffer W1A y buffer W2 concentrado y mezclar bien. Puede utilizarse Etanol de 95% o 100% (desnaturalizador).

PROTOCOLOS

El protocolo de AxyPrep es conveniente para purificar hasta 12 µg de ADN genómico a partir de 250 µL de sangre total con anticoagulante. La columna de AxyPrep tiene una capacidad de enlace máximo de aproximadamente 25 µg. Si se requiere más ADN genómico, procesar 0.5 mL de sangre total de la manera siguiente.

Para extraer el ADN a partir de 0.5 mL de sangre, dividir la muestra en alícuotas de 2 x 250 µL y preparar extractos siguiendo los pasos 1 – 5 en dos tubos de microcentrífuga separados. Combinar los líquidos filtrados obtenidos en el paso 4 a una columna de AxyPrep para concentrar el ADN genómico. Eluir el ADN genómico purificado en 100-200 µL de Buffer TE.

Recomendamos el uso de material plástico libre de ácidos y nucleasas.

1. Agregar 500 µl del buffer AP1 para un tubo de microcentrifuga de 1.5 ml (incluido).
2. Agregar 200-250 µl de sangre entera con anticoagulante. Cerrar la tapa del tubo de microcentrifuga y mézclar en la parte superior del vortex por 10 segundos.

Nota. Se requiere uso del vortex para completar la liberación del ADN genómico. Aunque el uso del vortex producirá una liberación

limitada del ADN genómico, no tendria ningún efecto sobre el funcionamiento del ADN genómico cuando se requiera ADN de alto peso molecular.

Nota: Para extraer ADN genómico de sangre coagulada o seca, colocar la muestra en un mortero (a temperatura ambiente) y agregue 200 uL de Tris 20mM, 10 mM de EDTA, pH 8.5. Pulverizar por 30 segundos hasta dispersar la muestra. Agregar 500 uL de Buffer AP1 precalentado a 50ºC y pulverize brevemente para disolver la muestra. Transfiera la muestra a un tubo de microcentrífuga de 1.5 mL con una pipeta u otro dispositivo de transferencia. Colocar en el vortex por 10 segundos más para disolver la sangre seca o coagulada.

Nota: Si el volumen de sangre es < 200 uL agregue 200 uL de agua desionizada o PBS.

3. Agregar 100 uL del Buffer AP 2 y mezcle en la parte superior del vortex a alta velocidad por 10 segundos.

4. Centrifugar a 12 000 x 10 minutos a temperatura ambiente.

5. Colocar una columna AxyPrep en un tubo de microcentrífuga de 2 mL. Pipetear el sobrenadante obtenido en el paso 4 en la columna AxyPrep. Centrifugar a 6 000 x g por 1 minuto.

6. Desechar el líquido filtrado del tubo de microcentrífuga de 2 mL. Colocar la columna de AxyPrep nuevamente dentro del tubo de microcentífuga de 2 mL. Pipetear 700uL del Buffer W1A en la columna de AxyPrep y esperar por 2 minutos. Centrifugue a 6 000 x g por 1 minuto.

Nota: Asegúrese que el etanol se ha agregado al W1A concentrado.

Nota: Si algún líquido permanece en la columna de AxyPrep después de la centrifugación, prolongue el tiempo de centrifugación aumente la fuerza de centrifugado.

7. Desechar el líquido filtrado del tubo de microcentrífuga de 2 mL. Colocar la columna de AxyPrep nuevamente dentro del tubo de microcentrífuga de 2 mL. Agregar 800 uL del Buffer W2 a la columna de AxyPrep y centrifugue a 12 000 x g por 1 minuto.

Nota: Cerciorarse que el etanol se haya agregado al buffer W2 concentrado.

8. **Paso opcional:** Desechar el líquido filtrado del tubo de microcentrífuga de 2 mL. Colocar la columna de AxyPrep nuevamente dentro del tubo de microcentrífuga de 2 mL. Agregue 500uL del buffer W2 a la columna de AxyPrep y centrifugue a 12 000 x g por 1 minuto.

Nota: Realizar 2 lavados con el buffer W2 para asegurar el retiro completo de la sal, eliminando potenciales problemas en reacciones enzimáticas subsecuentes.

9. Desechar el líquido filtrado del tubo de microcentrífuga de 2 mL. Colocar la columna de AxyPrep nuevamente dentro del tubo de microcentrífuga de 2 mL. Centrifugar a 12 000 x g por 1 minuto.

10. Colocar la columna de AxyPrep en un tubo de centrífuga de 1.5mL (incluido). Agregue 80-200 uL del buffer TE. Deje a temperatura ambiente por 1 minuto. Centrifugue a 12 000 x g por 1 minuto para eluir el DNA genómico.

Nota: Pre-calentar el Buffer TE a 65ºC da una elución eficiente.

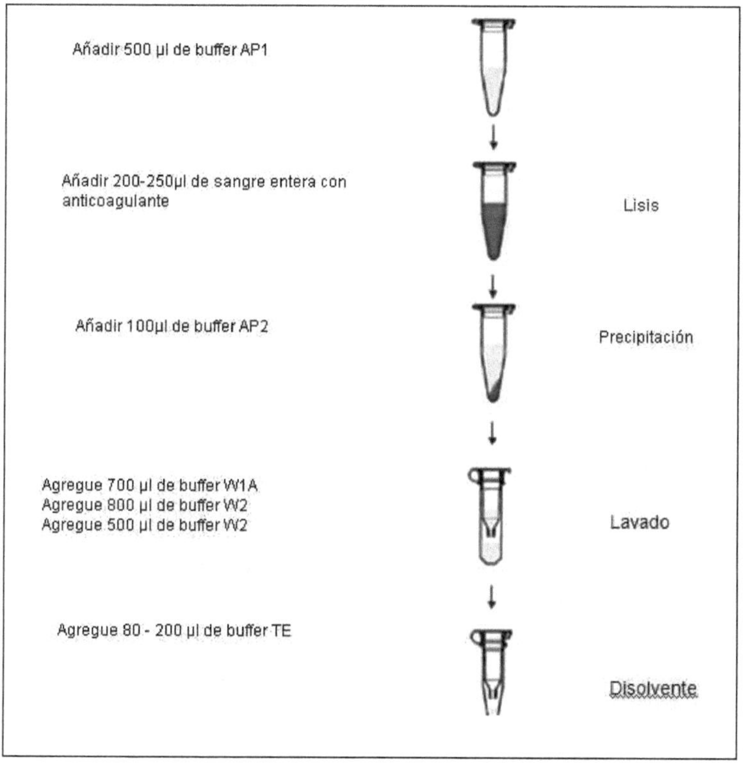

PROBLEMAS

1. Poca o ninguna producción

- Contenido bajo de WBC en la muestra de sangre.
- Lisis ineficaz con el Buffer AP1
- Mezcla ineficaz con el Buffer AP2
- ADN eluido no eficientemente.
- Coagulación de la sangre.

2. Poco A253 250

- Lisis ineficiente con Buffer AP1.
- Mezcla ineficiente con Buffer AP2.
- Buffer AP1 y AP2 usados en orden incorrecto.
- La sangre se ha almacenado a temperatura ambiente por periodos largos.

3. ARN presente (elevado A253 250)

4. ADN genómico degradado

La sangre se ha almacenado a temperatura ambiente por largos periodos. Dependiendo de la degradación incompleta del ADN genómico, podría aparecer como un error de transferencia de alto peso molecular en gel de agarosa. No hay medidas físicas usadas en el proceso de purificaciones suficientes para causar una degradación. La fuente más probable es enzimática. La degradación enzimática puede ser debida a un almacenaje prolongado e incorrecto de la muestra de sangre.

5. El ADN genómico actúa poco en reacciones enzimáticas.

- Baja concentración de ADN.
- Contaminación por sales.
- Contaminación por etanol.

6. Filtro saturado.

- Contenido elevado de WBC en muestra de la sangre
- Lisis ineficaz con Buffer AP1
- Mezcla ineficaz con Buffer AP2
- Mezcla insuficiente de la sangre después de flebotomía, dando por resultado la coagulación.
- Formación de precipitados en sangre almacenada a temperatura de congelación o a temperatura ambiente por largos periodos.

7. Saturación de la Membrana de la columna Axy Prep.

- Contenido elevado de WBC en muestra de sangre
- Lisis ineficaz con Buffer AP1
- Mezcla ineficaz con Buffer AP2
- Prevenir la degradación enzimática substancial de la DNA genómico intrínseco.

ANEXO Nº 11

REACCIÓN EN CADENA DE LA POLIMERASA (PCR)

Componentes:

El ADN molde. Es el ADN del cual queremos copiar e incrementar la concentración. Es importante que el ADN esté libre de impurezas para que la actividad de la ADN polimerasa sea eficiente y la sensibilidad del ensayo no disminuya. La muestra puede ser ADN de cadena simple o doble o ARN. Si se trata de ARN, previamente tenemos que transformarlo en ADN complementario (ADN_c), mediante la utilización de la enzima transcriptasa inversa.

Primeros, Iniciadores o Cebadores. Los iniciadores son los oligonucleótidos pequeños

De cadena simple que se diseñan de tal manera que sean complementarios a los extremos 5´ de las hebras del segmento de ADN que se desea amplificar. La longitud de cada uno de los cebadores debe estar comprendida entre 15 y 24 bases ya que se ha comprobado que cebadores de mayor longitud (30-35 bases) no aumentan el rendimiento y los cebadores cortos carecen de suficiente especificidad. La distancia entre los iniciadores es muy sensible puede ser desde 0.1 Kb hasta más de 10 Kb. Se recomienda utilizar una concentración de oligonucleótidos iniciadores entre 0.1 a 0.5 μM. Concentraciones más elevadas que las indicadas pueden promover la formación de productos no específicos.

ADN polimerasa. La ADN polimerasa usada en PCR sintetiza ADN a partir de un oligonucleótido y una hebra de ADN molde. Su importancia radica en que son enzimas termoestables y termoactivos, es decir que soportan exposiciones repetidas a altas temperaturas requeridas para la desnaturalización del ADN y que son activas a temperaturas de hibridación de los iniciadores. La primera enzima termoestable que fue utilizada para propósitos de amplificación fue aislada de la bacteria extremófila *Thermus aquaticus,* comúnmente denominada taq ADN polimerasa. Posteriormente otras ADN polimerasas termoestables han sido generadas por ingeniería genética y presentan características adicionales tales como la capacidad de corrección de errores y mayor tiempo de vida media. La actividad de éstas enzimas depende la concentración de iones Mg^{+2} libres, de los desoxinucleótidos y del pH del buffer de reacción. La cantidad de ADN polimerasa a usar en la reacción es una de los factores más importantes que debe ser optimizado.

Ión Mg^{+2} Este ión divalente participa como cofactor de la ADN polimerasa, la concentración óptima de $MgCl_2$ es de 1.5 mM si se emplean concentraciones de 200 μM de cada uno de los dNTPs. No obstante, a veces es necesario estandarizar la concentración adecuada ya que un exceso del mismo origina la acumulación de productos inespecíficos y una cantidad insuficiente hace que disminuya el rendimiento de la amplificación.

Desoxiribonucleótidos trifosfatos (dNTPs). Los desoribonucleótidos trifosfatos libres (A, T, C, G) son esenciales para la reacción de síntesis de ADN. La concentración debe estar en el rango de 50-200 μM para cada desorribonucleótido a fin de tenr una especificidad y fidelidad óptima a altas velocidades de incorporación. La concentración de cada uno de ellos en la lmezcla de reacción debe ser equimolar para minimizar los errores de una falsa incorporación de nucleótidos.

Buffer de reacción. El buffer usado en la reacción de PCR debe ser elegido de acuerdo a la enzima a utilizar. Dentro de sus componentes se incluye, Tris-HCl, gelatina o albúmina sérica bovina y detergentes no iónicos como el Tween 20 o Triton X-100; estos se emplean con el objeto de estabilizar la actividad de la Taq ADN polimerasa.

Agua. Un factor muy importante en PCR es la calidad de agua, se recomienda usar únicamente agua de alta pureza, tridestilada, libre de ADN contaminante o de ADNasas.

ANEXO 12

Equipos e Instrumentos:

Termociclador, Applies Biosystems 2720 thermal cycler

Fuente de poder: Hybaid PS 250

Espectrofotómetro Genesis 10UV Thermo Electrón Corporation.

Cámara de Electroforesis horizontal,

Microcentrifuga, Mikro Hettich Zentrifugen

Transiluminador UV, Transiluminador Cleaver Scientifiec Ltd.

Cámara Polaroid,

Baños de água,

Refrigeradora,

pHmetro,

Micropipetas

Material fungible:

Tubos vacutainer para toma de muestra con anticoagulante EDTA y con heparina

Tubos para microcentrifuga

Tubos PCR,

Guantes quirúrgicos

Crioviales,

Puntas para micropipetas,

Películas polaroid

Reactivos Grado Biología Molecular

Agarosa

Taq DNA Polimerasa

Enzimas de restricción

Proteinasa K

DNTP

Iniciadores específicos

Fenol

Cloroformo

Etanol absoluto

Tris base

Cloruro de Sódio

Urea

Acetato de Sódio

EDTA

SDS

Marcadores de peso molecular

Cebadores

Enzima de restricción MvaI

Agua libre de RNA (PCR)

ANEXO Nº 13

Procedimiento para la Determinación de Glucosa en Plasma sanguíneo

	Blanco	Estándar	Muestra Problema
Glucosa oxidasa Reconstituida (ml)	1	1	1
Llevar a BM a 37º C por 5 minutos			
Estándar de glucosa (100 mg/dl)	-	10μl	-
Suero reciente libre de hemolisis	-	-	10μl
Mezclar y llevar a B.M. a 37 º C por 10 minutos			
Leer a 500 nm y contra el blanco			

ANEXO 14

PROCEDIMIENTO PARA LA DETERMINACIÓN DE HEMOGLOBINA GLICOSILADA.

Método Cromatográfico: Resina de Intercambio Catiónico

Para evitar interferencias en el desarrollo de la prueba, se colectó muestras sanguíneas en ayunas, así se evitó la lipemia y presencia de bilirrubina, las cuales interfieren con los métodos de intercambio de iones.

Procedimiento.

Reactivos: Se utilizó los Kits x 40 pruebas que contienen:

- 01 frasco de 120 ml que contiene 8 mg/ml de resina de intercambio catiónico en Buffer de borato de pH 6.9 ± 0.1
- 01 frasco de 20 ml de reactivo lisante de Hemoglobina glicosilada, 10 mM de Cianuro de Potasio adicionado con 20 ml de surfactante.
- 40 separadores de plasma.

Lectura

Se empleó el Espectrofotómetro de rango de lectura de 415 nm. con lineamiento a un mínimo de 1.5 D.O. unidades (de 405 a 420 nm se considera aceptable).

Almacenamiento:

La Hemoglobina glicosilada en toda la sangre recolectada con el EDTA se mantiene estable por espacio de una semana, a temperatura de 2 – 8 °C.

Valores Referenciales:

Normal: 6,0 a 8,3 %

Procedimiento: **Preparación Hemolizada:**

- Se dispensó el reactivo lisante 500 µl dentro de los tubos etiquetados: estándar, M.P.
- Se Colocó 100 µl de la muestra de sangre mezclada – dentro de los tubos del reactivo lisante debidamente etiquetados, estándar y control.
- Se mezcló.
- Se dejó reposar por espacio de 5 minutos o hasta que la lisis completa fue evidente

Preparación de la Hemoglobina glicosilada:

- Se vertió 3,0 ml de la resina de intercambio catiónico de la Hemoglobina glicosilada dentro de los tubos de vidrio de 13 x 100 mm etiquetado: estándar, control, Muestra problema.

  NOTA: Antes de utilizar se mezcló la resina invirtiéndola 10 veces. Se agitó (en forma rotatoria) el frasco después de la adición a cada 5 tubos.
- Se agregó 100 µl de la solución hemolizada (del paso preparación de hemolizado) al reactivo de la resina.
- Se posicionó los separadores de los filtros en los tubos hasta que la ceja de goma se encuentre aproximadamente 1 cm por encima del líquido.
- Se colocó los tubos en el rotador y mezcló de manera continua por espacio de 5 minutos.

- Se retiró los tubos del rotador.
- Se presionó los separadores de filtros dentro de los tubos hasta que la resina se empacó firmemente
- El sobrenadante se vertió en otro tubo para la medición de la absorbancia.
- Se llevó a cero el Espectrofotómetro a 415 nm (405 a 420 nm se considera aceptable) con agua desionizada como blanco.
- Se tomó la lectura y registró los valores de absorbancia para el estándar, M.P.. Estas lecturas son para la Hemoglobina glicosilada.

Fracción de la Hemoglobina Total

1.- Se dispensó 5,0 ml de agua desionizada dentro de los tubos de vidrio o de plástico etiquetados: estándar, M.P.

2.- Se puso 20 µl del hemolizado (del paso preparación de hemolizado) dentro del tubo previamente etiquetado del diluyente de la Hemoglobina total.

3.- Se ajustó el instrumento a una absorbancia cero en 415 nm (405 a 420 nm se considera aceptable) con agua desionizada como blanco.

4.- Se registró los valores de absorbancia para el estándar, y M.P.

Estas lturas son para la Hemoglobina Total.

Cálculos:

Los resultados para las M.P. se calcularon de la siguiente manera: Para cada una de las muestras, se calculó la relación de la absorbancia de la hemoglobina total. Se utilizó la siguiente ecuación para determinar las concentraciones desconocidas.

Donde:

M.P. = Muestra Problema

STD = Estándar

[ ]= Concentración

$$(\%Hb\ G)\ M.P = \frac{D.O.\ M.P.}{D.O.STD} \times [\ STD\ ]$$

ANEXO Nº 15

GRÁFICAS DE COMPARACIÓN ENTRE GENOTIPOS vs. VARIABLES BIOQUÍMICAS EN DIABÉTICOS

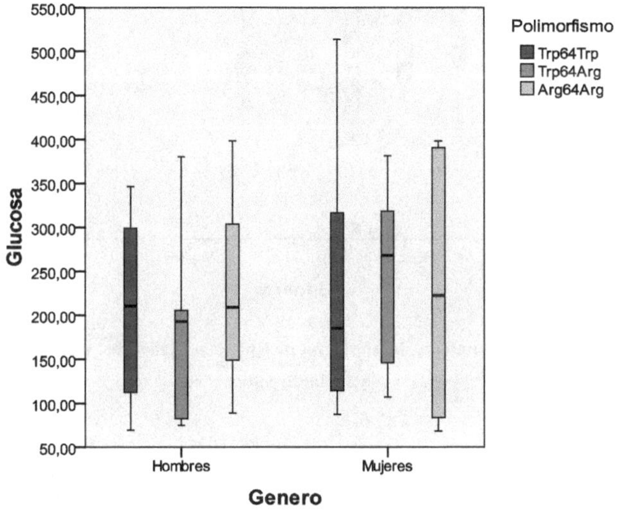

Ilustración 1. Comportamiento de los valores de Glucosa, en Diabéticos, segmentados por Genero y Genotipo

Análisis del gráfico

Como se aprecia en el gráfico de Tukey, Los hombres y mujeres con Trp64Trp(color azul) presentan simetría respecto a sus datos de glucosa más en el caso de hombres que en el caso de mujeres que se desvían un poco hacia asimetría positiva. En el caso de la varianteTrp64Arg se nota una gran asimetría negativa mucho más en hombres que en mujeres. Yen el caso de la variante Arg64Arg los datos se comportan casi simétricos.

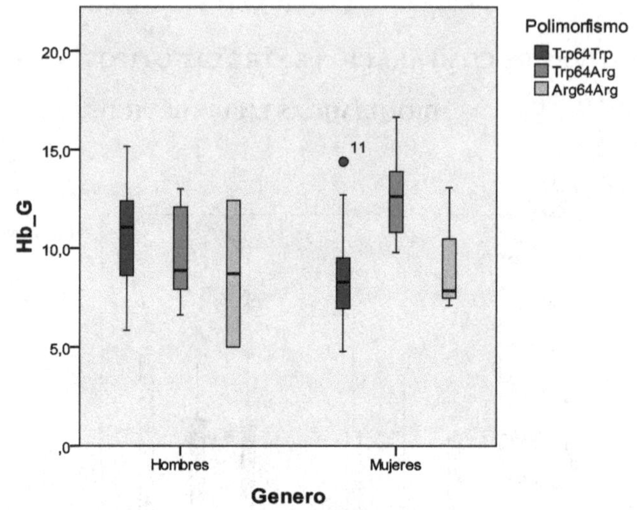

Ilustración 2. Comportamiento de los valores de Hb-G, en Diabéticos, segmentados por Género y variante polimórfica

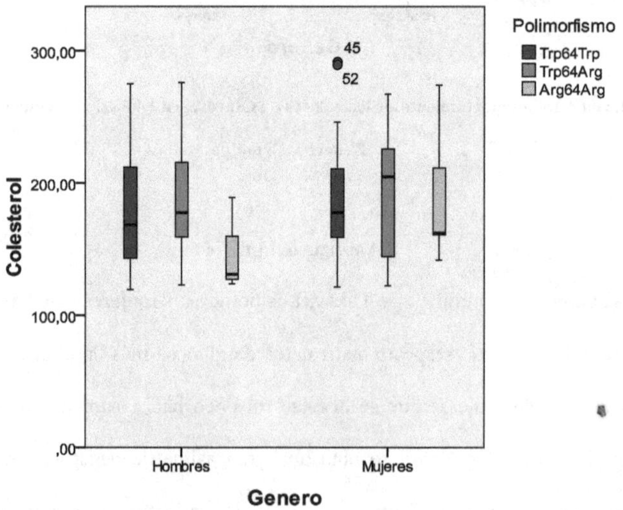

Ilustración 3. Comportamiento de los valores de COLESTEROL, en Diabéticos, segmentados por Género y variante polimórfica

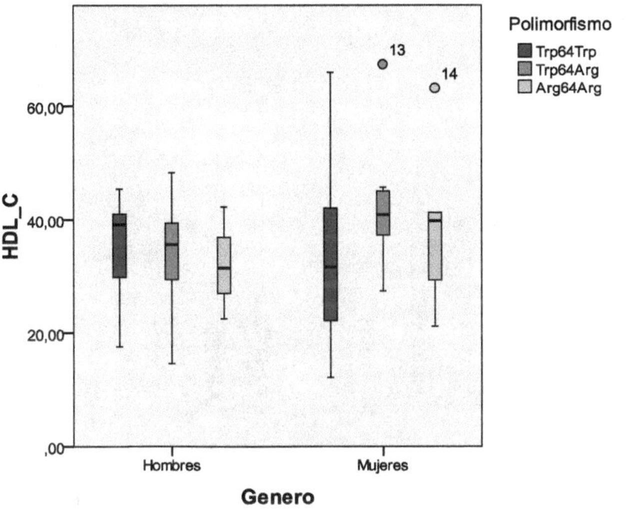

Ilustración 4. Comportamiento de los valores de HDL-C, en Diabéticos, segmentados por Género y variante polimórfica

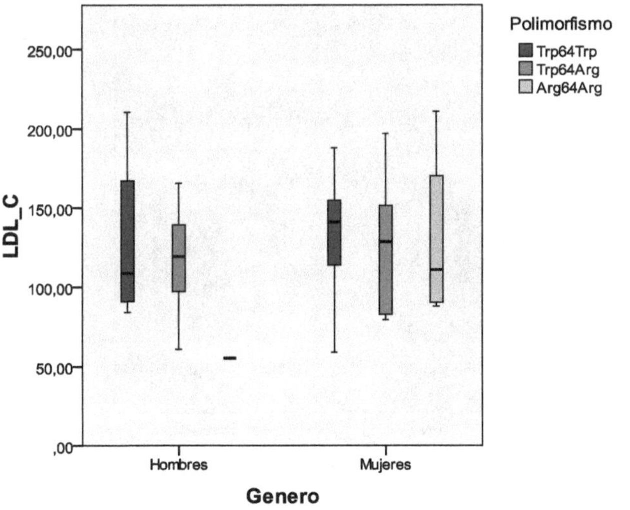

Ilustración 5. Comportamiento de los valores de LDL-C, en Diabéticos, segmentados por Genero y variante polimórfica

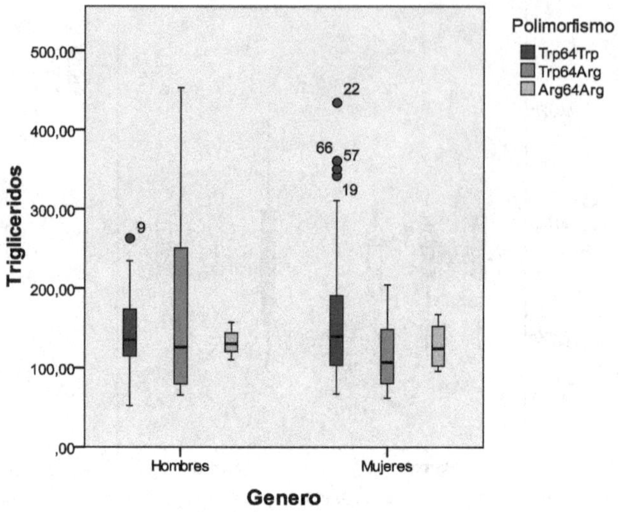

Ilustración 6. Comportamiento de los valores de Triglicéridos, en Diabéticos, segmentados por Género y variante polimórfica

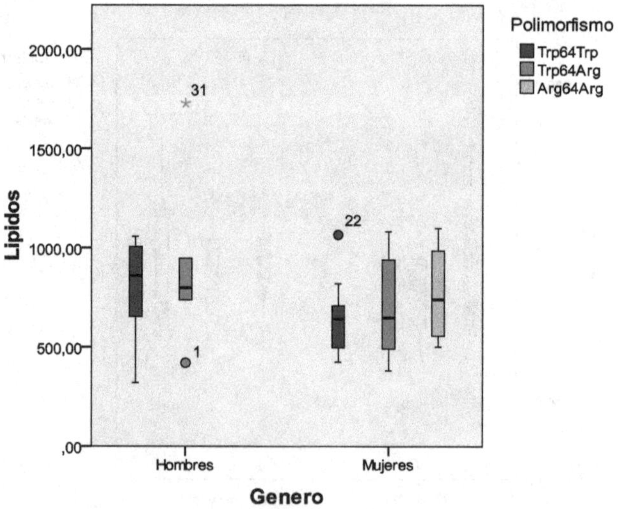

Ilustración 7. Comportamiento de los valores de Lípidos, en Diabéticos, segmentados por Género y variante polimórfica

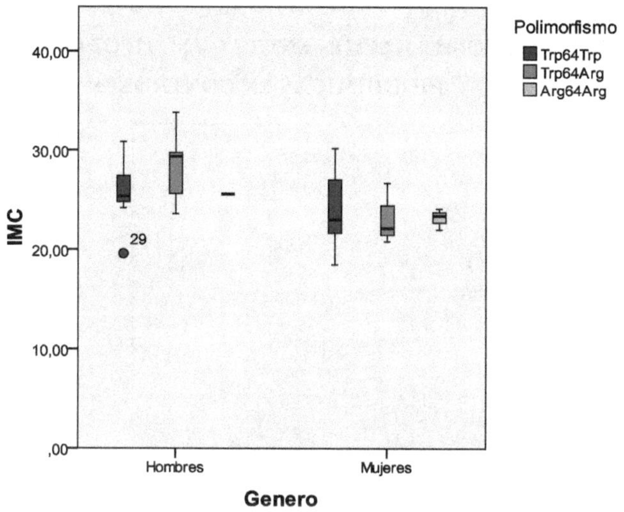

Ilustración 8. Comportamiento de los valores de IMC, en Diabéticos, segmentados por Género y variante polimórfica

ANEXO Nº 16

GRÁFICAS DE COMPARACIÓN ENTRE GENOTIPOS vs. VARIABLES BIOQUÍMICAS EN CONTROLES

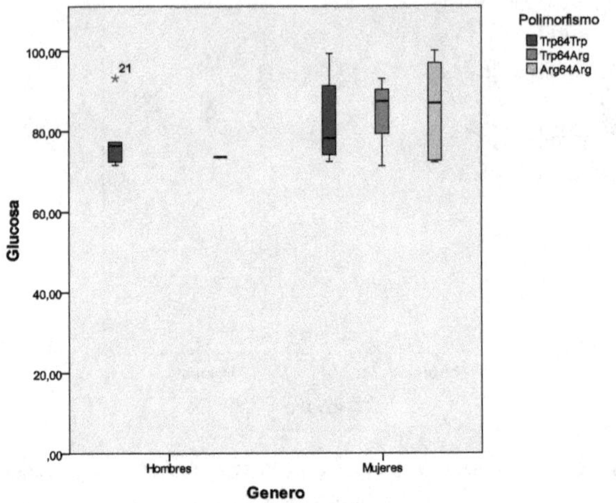

Ilustración 9. Comportamiento de los valores de Glucosa, en Controles, segmentados por Género y variante polimórfica

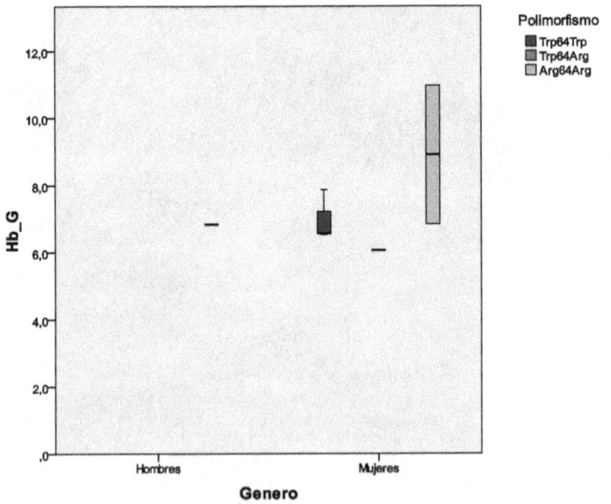

Ilustración 10. Comportamiento de los valores de Hb-G, en Controles, segmentados por Género y variante polimórfica

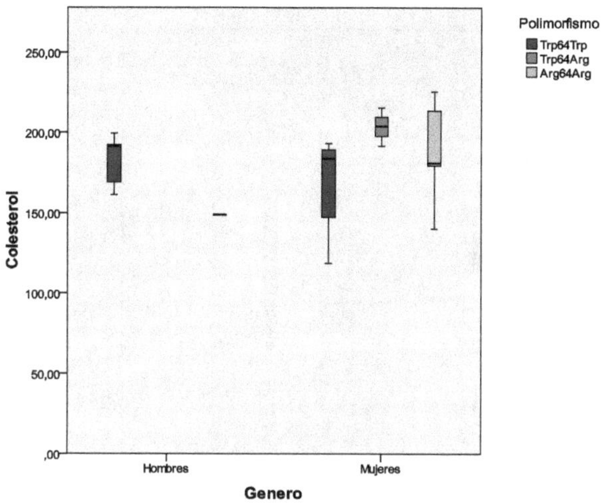

Ilustración 11. Comportamiento de los valores de Colesterol, en Controles, segmentados por Género y variante polimórfica

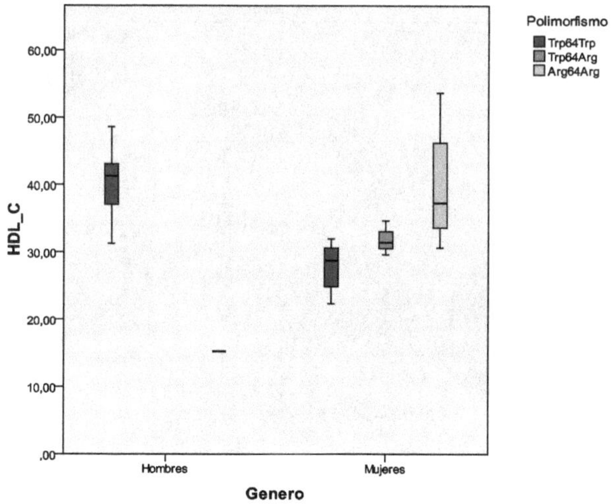

Ilustración 12. Comportamiento de los valores de HDL-C, en Controles, segmentados por Género y variante polimórfica

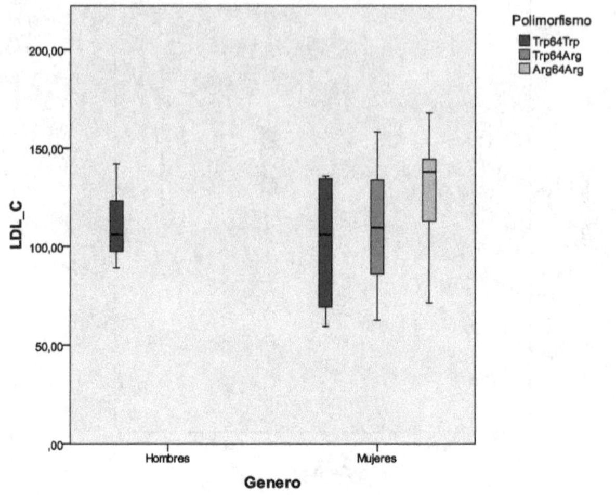

Ilustración 13. Comportamiento de los valores de LDL-C, en Controles, segmentados por Género y variante polimórfica

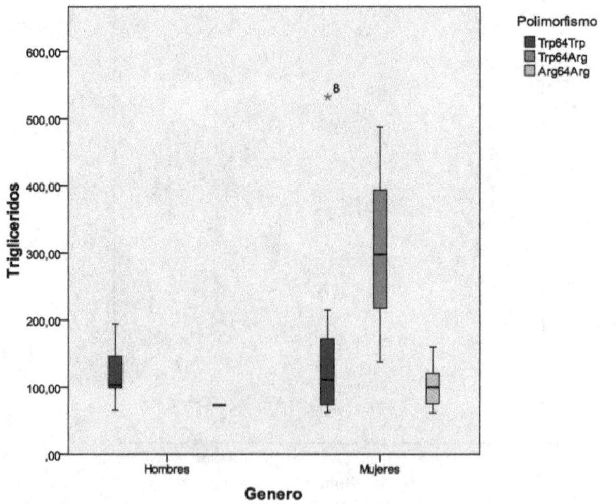

Ilustración 14. Comportamiento de los valores de Triglicéridos, en Controles, segmentados por Género y variante polimórfica. Se observa una gran asociación entre el genotipo Trp64Arg y el incremento de los triglicéridos en los controles

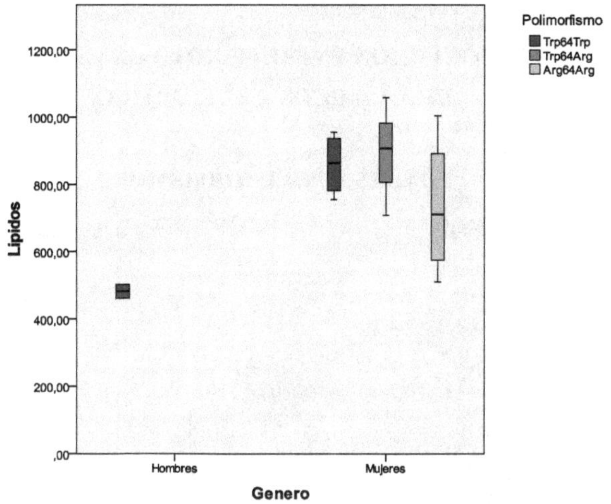

Ilustración 15. Comportamiento de los valores de Lípidos, en Controles, segmentados por Género y variante polimórfica

ANEXO Nº 17

GRÁFICAS DE ASOCIACIÓN ENTRE GENOTIPOS VS PARÁMETROS BIOQUÍMICOS EN DIABÉTICOS

EDADES Y POLIMORFISMO

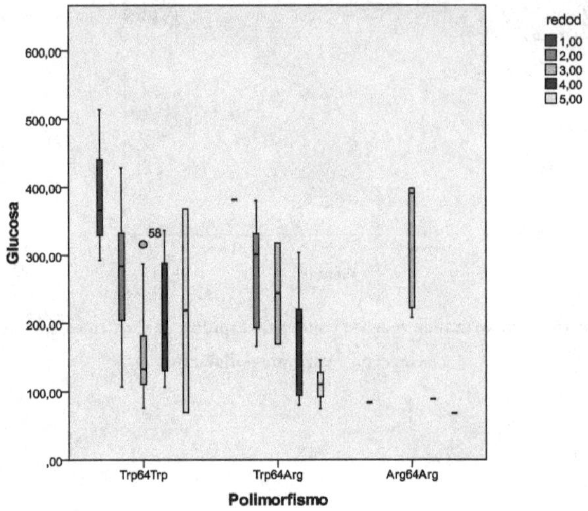

Ilustración 16. Comportamiento de Glucosa en las diferentes variantes segmentadas por intervalos de edades

Para este análisis se ha recodificado la variable edad en 5 categorías:

1 = <40 años

2 = >41 <50 años

3 = >51 <60 años

4 = >61 <70 años

5 = >71 años

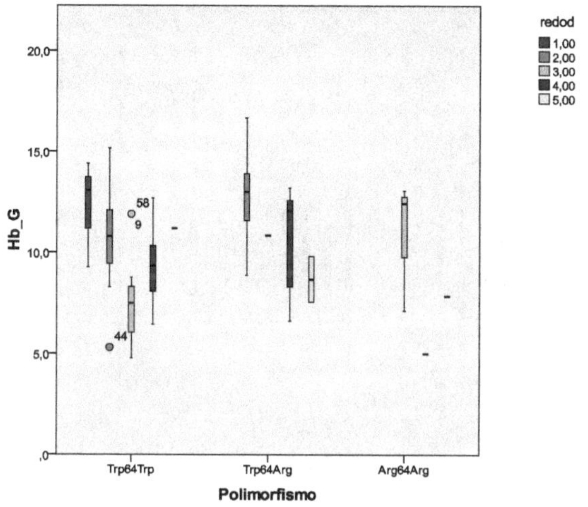

Ilustración 17. Comportamiento de Hb-G en las diferentes variantes segmentadas por intervalos de edades

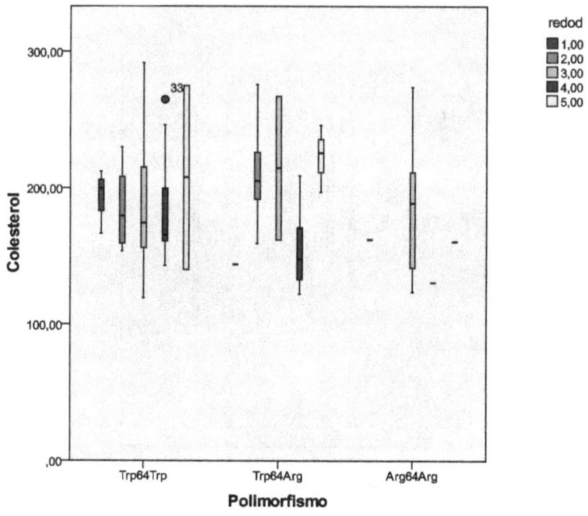

Ilustración 18. Comportamiento de Colesterol en las diferentes variantes segmentadas por intervalos de edades.

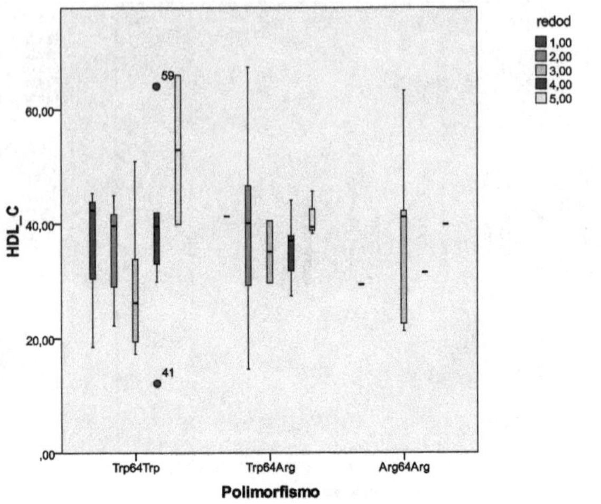

Ilustración 19. Comportamiento de HDL-G en las diferentes variantes segmentadas por intervalos de edades.

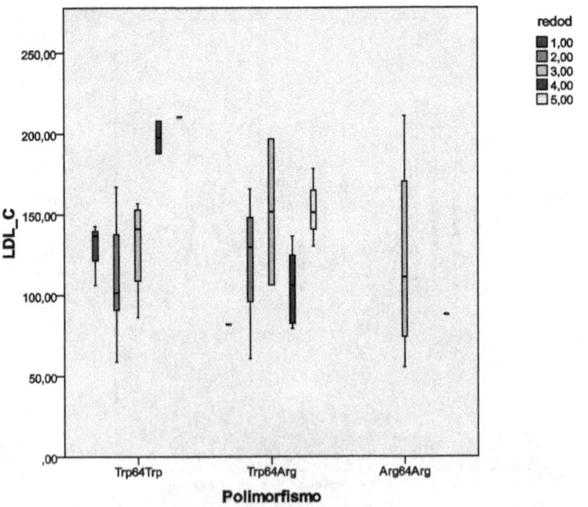

Ilustración 20. Comportamiento de LDL-G en las diferentes variantes segmentadas por intervalos de edades.

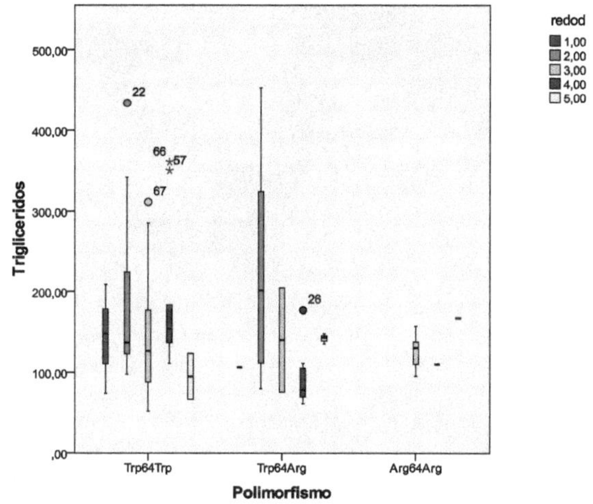

Ilustración 21. Comportamiento de Triglicéridos en las diferentes variantes segmentadas por intervalos de edades.

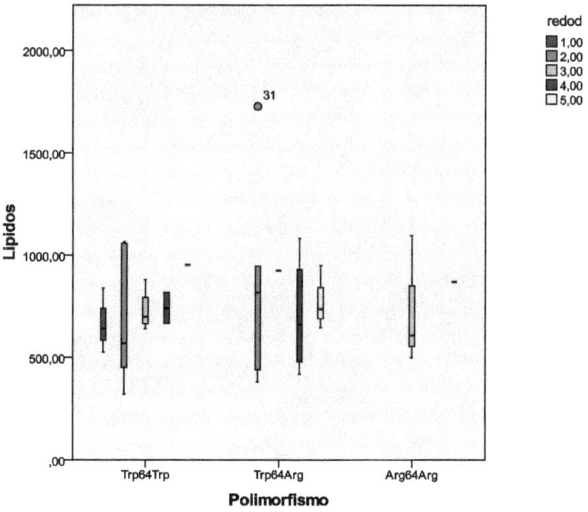

Ilustración 22. Comportamiento de Lípidos en las diferentes variantes segmentadas por intervalos de edades.